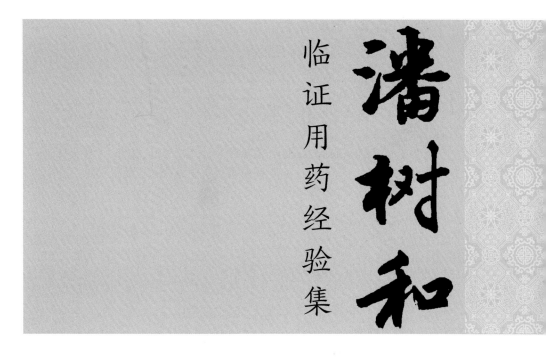

潘树和临证用药经验集

潘树和 著

人民卫生出版社

·北京·

图书在版编目（CIP）数据

潘树和临证用药经验集 / 潘树和著. -- 北京 ： 人民卫生出版社，2024.7. -- ISBN 978-7-117-36509-3

Ⅰ. R285.6

中国国家版本馆 CIP 数据核字第 20249UZ259 号

人卫智网	www.ipmph.com	医学教育、学术、考试、健康，购书智慧智能综合服务平台
人卫官网	www.pmph.com	人卫官方资讯发布平台

潘树和临证用药经验集
Pan Shuhe Linzheng Yongyao Jingyanji

著　　者：潘树和

出版发行：人民卫生出版社（中继线 010-59780011）

地　　址：北京市朝阳区潘家园南里 19 号

邮　　编：100021

E - mail：pmph @ pmph.com

购书热线：010-59787592　010-59787584　010-65264830

印　　刷：北京汇林印务有限公司

经　　销：新华书店

开　　本：710×1000　1/16　印张：10　插页：2

字　　数：169 千字

版　　次：2024 年 7 月第 1 版

印　　次：2024 年 8 月第 1 次印刷

标准书号：ISBN 978-7-117-36509-3

定　　价：59.00 元

打击盗版举报电话：010-59787491　E-mail：WQ @ pmph.com

质量问题联系电话：010-59787234　E-mail：zhiliang @ pmph.com

数字融合服务电话：4001118166　　E-mail：zengzhi @ pmph.com

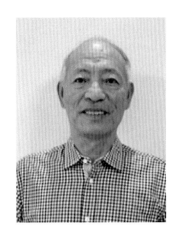

潘树和,男,1951年生,主任医师,承德市中医院原副院长,华北理工大学中医硕士研究生导师、校外实践指导教师,江西中医药大学姚荷生研究室特约研究员,全国老中医药专家学术经验继承工作指导老师,全国名老中医药专家传承工作室专家,河北省首届名中医、中医药文化科普巡讲专家及中医药文化传播作品评审专家,科学技术厅科技成果鉴定专家,承德市第二批自然科学领域医学临床中医肿瘤专业技术带头人。

社会兼职:中华中医药学会名医学术研究分会常务委员,世界中医药学会联合会疫病专业委员会副会长,承德市专家协会副会长、医疗卫生分会会长,河北省中医药学会肿瘤专业委员会常务委员、第三届张仲景学术思想研究会副主任委员,河北省中西医结合学会第三届活血化瘀专业委员会副主任委员。

师从中国中医科学院国医大师余瀛鳌教授,陕西中医药大学国医大师张学文教授,江西中医药大学全国名老中医药专家传承工作室专家、伤寒名家姚梅龄教授。

从事中医临床工作50余年,对疑难杂病有较高的诊治水平和独特的诊疗方法。近几年,对《伤寒论》六经辨证、方证理论有深刻理解,用经方治疗心脑血管疾病、脾胃病、发热性疾病、过敏性疾病、心身性疾病等,疗效显著。从六经表证、焦膜入手治愈众多疑难性疾病。

于核心期刊发表论文 50 多篇,国家、省、市级报纸发表学术文章 240 篇,出版个人专著 1 部,参与编写著作 8 部,获得省、市级科学技术进步奖 9 项,研制国家二类新药 1 项,曾获振兴承德杰出人才贡献奖、承德市专业技术拔尖人才称号。

中医药学理论博大精深，蕴藏着丰富的宝藏，与古人文化背景和思维方式密切相关，经过数千年不断充实和发展，形成了独具特色、完整的理论体系。要想真正理解、掌握中医药学理论并运用于临床，博览熟读历代经典医籍、精思敏悟是必经之路。古往今来，凡名医大家，无不是在熟读经典古籍名著、继承前人宝贵经验基础上厚积薄发而成为一代宗师的。

中医药的生命在疗效，疗效来自正确的辨证和精当的用药。因此，只有在正确辨证的前提下，熟谙药物的功用、性味、归经，灵活地加以配伍应用，才能提高临床疗效。

笔者临证五十余载，坚持"读经典、勤临床、拜名师"，熟读历代经典，勤求古训，融会心机，在临床中将经典原文学深学透，紧密联系临床，提高自己思辨能力及解决疑难病的水平。

在悠长的时光里，一代代医家次第闪耀，理论薪火相传。他们的名言著述，深藏瑰宝，令我辈高山仰止，心向往之。笔者临床对《伤寒论》《神农本草经》等经典理论潜心钻研，并吸收了《汤液本草》《药品化义》《长沙药解》《本经疏证》等古籍精华，延伸药物功能作用，勤于临床，辨证灵活用药，每每深得奥旨。为了传承中医，我有责任、有义务将自己的临床经验体会传给中青年一代中医。故此，萌发了撰写用药经验集的想法，乃于诊读余暇，追溯往昔，旁搜近验，归纳整理，编成书稿。

本书分为总论、各论两篇，总论部分重点阐述了《神农本草经》的重要价值、中药治病机制、临床治病用药原则与思路、药物配伍和煎服方法等；各论部分参照《药品化义》风、湿、寒、气、血等十三门形式，分类展示了笔者关于临床习用的八十余味中药的心得体会，并选附案例，以为补充。

2021年本人所著的《中医临床辨治实录》，内容主要是通过研读《伤寒杂病论》在辨证论治方面获得的心得体会，由人民卫生出版社出版，本次所著内容主要是在临床中反复应用中药的体会。《中医临床辨治实录》谈及用药但详于辨证，本书谈及辨证但详于用药，两书可谓是姊妹篇。献芹之举，倘能于读者有些许帮助，我愿足矣。

潘树和

2023年8月于承德

上篇　总　论

下篇　各　论

上篇 总论

第一章 《神农本草经》用药规律

《神农本草经》(简称《本经》)为后世医药学发展奠定了基础,是经典中之经典。追根溯源,《本经》应该是一本着眼于临床实践,教人用药治病的医药书籍,而不是现在被大多数人所误解的,单纯讲药的古代中药书,虽然《本经》写的都是单味药及功效主治,但仔细研读则不难发现,序言中反复强调辨证用药原则。所以,临证用药需首辨阴阳,具体而言,则是指药物的形色气味。余长期临证实践感悟到:不学张仲景辨证无要领;不读《神农本草经》用药无响应。

第一节 临证用药首辨阴阳

一、四气秉受于天

《汤液本草》曰:"天有阴阳,风寒暑湿燥火,三阴、三阳上奉之。温凉寒热,四气是也,皆象于天。温、热者,天之阳也;凉、寒者,天之阴也。此乃天之阴阳也。"

二、五味秉受于地

《汤液本草》曰:"地有阴阳,金木水火土,生长化收藏下应之。辛甘淡酸苦咸,五味是也,皆象于地。辛甘淡者,地之阳也;酸苦咸者,地之阴也;此乃地之阴阳也。味之薄者,为阴中之阳,味薄则通,酸、苦、咸、平是也;味之厚者,为阴中之阴,味厚则泄,酸、苦、咸、寒是也。气之厚者,为阳中之阳,气厚则发热,辛、甘、温、热是也。气之薄者,为阳中之阴,气薄则发泄,辛、甘、淡、平、凉、寒是也。"

三、四气、五味调整阴阳

人出生于天地之间,得阴阳之全气,人生病是因为人身五脏六腑之气出现偏盛偏衰。药物也得阴阳二气,但得到的是一气之偏,一气之偏便有一药之味差异。所以,可借用药物的一气之偏调节人身一气盛衰,待五脏六腑之气回到和谐的状态,人体自然就会康复。这就是药物气味作用机制。

所以,《神农本草经》在讲述每一味中药时,首先明确每味药的四气五味属性,以药的气和味为基本依据。《素问•阴阳应象大论》曰:"阳为气,阴为味。"用阴阳理论认识中药,治疗疾病。

第二节 临证治病用药原则与思路

《本经》开篇序录中指出:"药有酸咸甘苦辛五味,又有寒热温凉四气。"气味之所在,即性用所在,是辨识药物最基本的知识。

一、寒热温凉、五味药性

1. **药之气** 药物寒凉与温热是两种不同属性,寒凉属阴,温热属阳。寒凉之性的药物有清热、泻火、解毒等作用,适用于热性病证。温热之性的药物有散寒、助阳的作用,适用于寒性病证。

另外,有些药物寒热之性不显著,被列为平性,实际上仍有偏凉、偏温区别,也属四气范围。

四气的判定来源于药物作用于人体所表现出来的反应,如服了黄连、石膏之后能使高热烦躁口渴等热象得以解除,说明黄连、石膏是寒性的;服了附子、干姜能使恶寒肢冷、胃脘冷痛等症得以缓解,说明附子、干姜是热性的;等等。药物治病就是利用药物的寒热之性来纠正疾病的属热属寒,即《本经》云"治寒以热药,治热以寒药"的用药原则。因此,治疗疾病必须在辨证基础上,辨清疾病属热属寒、掌握药物寒热属性,有选择性地应用相应的药物,才能收到预期效果。

2. **味之用** 五味是指药物的酸、咸、甘、苦、辛五种不同的滋味,是用口尝得出来的。随着药物五味理论的发展,有些药物的味是从药物的功效归纳出来的,所以有些药物的味与实际口尝之味不同。不同的味其作用不同,具体如下:

酸:具有收敛固涩作用,如乌梅、五味子的止咳、止泻作用。

咸:具有软坚、泻下作用。如海藻、昆布的消散瘰疬作用,芒硝的泻下通便作用。

甘:具有滋补、缓急、润燥作用。如黄芪、熟地的滋补作用,甘草的缓急作用,蜂蜜的润肠通便作用。

苦:具有燥湿、泄降等作用。如黄连的清热燥湿作用,苍术的苦温燥湿作用,大黄的泻下通便作用,杏仁的降泄肺气作用,栀子的清热泻火作用等。

辛:具有发散、行气、行血作用。如麻黄、紫苏叶的发表作用,木香的行气作用,红花的活血作用等。

在《黄帝内经》时期,对五味的认识已经相当系统、成熟。《素问·至真要大论》"夫五味入胃,各归所喜,故酸先入肝……咸先入肾",《素问·五脏生成篇》中记载"心欲苦,肺欲辛,肝欲酸,脾欲甘,肾欲咸,此五味之合五脏之气也",等等,基于这些认识,后世医家还详细列举了治病的组方用药原则,如《汤液本草·五脏苦欲补泻药味》:"肝苦急,急食甘以缓之,甘草;欲散,急食辛以散之,川芎。以辛补之,细辛;以酸泻之,芍药。虚,以生姜、陈皮之类补之。"由此可知,五味对五脏起到重要的滋养和协调作用,并存在对应关系,五味对五脏各有特定的亲和性,而对于五味的作用,以《素问·脏气法时论》中所记载"辛散、酸收、甘缓、苦坚、咸耎"为据认识分析。

四气与五味是一种药物的两种属性,任何一种药物不会只有气而没有味,也不会只有味而没有气,气和味作用相结合,才能发挥其药物的功效。两种药物的气与味相同,则其作用基本相同,气与味不同则作用不同,如黄连与黄芩皆苦寒,其作用皆为清热解毒、泻火、燥湿;临证治疗疾病部位不同,亦有不同选择;黄连与干姜气味完全不同,其作用亦完全不同,干姜作用为散寒、温中、回阳、止血、温肺化饮等,与黄连完全不同。若气同而味异或味同而气异,则其作用既有相同一面,又有不同的一面,如黄连与生地皆为寒性,都具有清热作用,但黄连味苦有燥湿作用,生地味甘而有生津之功。因此,在辨别药性时,不能把气和味割裂开来。

中药的形、色、气、味,是现代学习中医人容易忽视但却极为重要的内容,也是《本经》的精髓,药物的功效并不是像现代中药学所讲的那样简单。要正确理解《本经》药性的形、色、气、味,进行辨证处方用药。

二、用药须究形、色、气、味

《本经》字字珠玑地告诉我们:据形则可推药物作用部位,据色则可明药物归经,据气则可知药物阴阳属性,据味则可辨药物作用部位。如此一来,一扫现在《中药学》以及不少中药书籍不管阴阳、不论经络只按大致作用进行分类,导致具体作用时功效相似、药物过多而不知如何对证选用的迷茫。

后世的许多本草著作也体现了这样的思想。

《汤液本草·用药根梢身例》:病在中焦与上焦者,用根;在下焦者,用梢。

根升而梢降。

《药品化义》:桂,属纯阳,体干,肉桂厚,桂枝薄,色紫,气香窜,味肉桂大辛,桂枝甘辛,性热,能浮能沉,力走散,性气与味俱厚,入肝肾膀胱三经。

徐灵胎领悟《本经》用药基本思路为:"凡药之用,或取其气,或取其味,或取其色,或取其形,或取其质,或取其性情,或取其所生之时,或取其所成之地,各以其所偏胜而即资之疗疾,故能补偏救弊,调和脏腑。"

只有全面理解《本经》中药的形、色、气、味,纠正人体之气的盛衰,才能正确用药,取得预期疗效。

三、气味厚薄分,升降五类别

药物气味,各分阴阳,气为阳,味为阴,阳气主上升,阴味主下降,这是气味升降的基本理论。但其中还有厚薄的区分,正如《素问·阴阳应象大论》所说:"味厚者为阴,薄为阴之阳,气厚者为阳,薄为阳之阴。"

1. 气味厚薄 从气味中分厚薄,即从阴阳中又分阴阳,说明气薄者未必尽升,味薄者未必尽降。张元素对这一理论的体会颇为深刻。他说:"茯苓淡,为天之阳,阳也,阳当上行,何谓利水而泄下?《经》云:气之薄者,阳中之阴,所以茯苓利水而泄下,亦不离乎阳之体,故入手太阳也。麻黄苦,为地之阴,阴也,阴当下行,何谓发汗而升上?《经》曰:味之薄者,阴中之阳,所以麻黄发汗而升上,亦不离乎阴之体,故入手太阴也。"

2. 升降浮沉 张元素在药物分类的时候,都是以气味厚薄及升降浮沉的作用来区分的,并囊括上行之性来作药物分类。

(1)风升生:味之薄者,阴中之阳,味薄则通,酸苦咸平是也。防风、羌活、升麻、柴胡、葛根、威灵仙、细辛、桔梗、蔓荆子、天麻、麻黄、荆芥之类属之。

(2)热浮长:气之厚者,阳中之阳,气厚则发热,辛甘温热是也,黑附子、干姜、生姜、川乌头、良姜、丁香、厚朴、川椒、吴茱萸、茴香、神曲之类属之。

(3)湿化成:戊土本气,平;兼气温凉寒热,以胃应之。己土本味淡;兼味辛甘咸苦,以脾应之。黄芪、人参、甘草、当归、熟地黄、半夏、白术、青皮、槟榔、阿胶、桃仁、杏仁、苏木之类属之。

(4)燥降收:气之薄者,阳中之阴,气薄则发泄,辛甘淡平寒凉是也。茯苓、泽泻、滑石、车前子、木通、五味子、桑白皮、白芍、麦冬、乌梅、牡丹皮、枳壳之类是也。

(5)寒沉藏:味之厚者,阴中之阴,味厚则泄,酸苦咸寒是也。大黄、黄柏、石膏、龙胆草、生地黄、知母、牡蛎、玄参、苦参、川楝子、地榆、栀子之类属之。

四、升降沉浮在临床中的应用

临证怎样用中药的气味、升降理论治疗疾病呢?

首先我们分析一下,在阴阳理论中,大自然的天地是阴阳,"清阳为天,浊阴为地",即天为阳,地为阴。天地的阴阳所生的变化就是升降,表现为"地气上为云,天气下为雨",有了阴阳及其升降的变化,就可以生万物,就是天地也有了生命。

天地阴阳的升降出现问题,天地也会"患病",为了平衡大自然变化,自然界就会通过调节,产生相生相克。比如,天地炎热,大地水分过于蒸腾,就会出现干裂,但是,更多水分从地气上升就成云,阴云大量聚集,下降形成雨,从而恢复自然的阴阳升降平衡。

大自然中的人就是一个小天地,也是由阴、阳及阴阳的升降变化三者构成。人和自然一样,人体的升降变化也会出现问题,继而患病。

1. 人体的阴阳变化　古人用"气"表示人体阴阳变化,《素问·阴阳应象大论》指出:"清阳出上窍,浊阴出下窍;清阳发腠理,浊阴走五脏;清阳实四肢,浊阴归六腑。"意思是说,阳主气,轻清上升,故出于耳、目、鼻等上窍;阴主形,重浊下降,故二便出前后阴等下窍,提示气的运动方向是下行,还可以"走五脏""归六腑",提示运动的方向是向内。因此,人体阴阳运动方式,就是上升向外的升发和下行向内的敛降,这就是阴阳在人体的变化形式。

2. 中药调节阴阳、升降平衡　人体阴阳升降失调导致疾病,中药是怎样调节人的阴阳、升降平衡,治疗疾病的呢?

中药有寒凉与温热两种属性。寒凉属阴,温热属阳,阳为气,阴为味,中药的气主升,味主降。不过,中药的味也分阴阳,辛甘发散为阳,酸苦涌泄为阴,咸味涌泄为阴,淡味渗泄为阳。

如桂枝汤中,桂枝味辛、甘草味甘,二药配即辛甘化阳;甘草味甘配芍药的味酸苦、微寒,即酸甘化阴,所以桂枝汤既能治汗出,又能治无汗。牡蛎味咸涩,微寒重镇安神,收敛固涩为阴主降;薏苡仁甘、淡,为阳,利水渗湿。

所以,中药味辛、甘、淡属阳,可以升浮,为发散药,可以向上向外作用,如辛温解表之麻黄,可以升发使汗出,为升法;酸、苦、咸属阴,可以降气、涌泄、下行、向内作用,如代赭石,苦寒重镇降逆,用于胃气上逆的噫气、呃逆等,为降法。

五、药物配伍

根据病情需要和药物性能,有目的地将两种以上的药物配合应用,称药物配伍。它是组方的基础,也是中医用药治病的主要形式。临证由于病情复杂多变,或合病、并病、表里同病,虚实并见,寒热错杂,单味药物不能适应复杂病情而取得疗效,因此,必须选用多种药物配合,提高疗效,扩大治疗范围,降低药物毒副作用。《本经》总结为"七情",即单行、相须、相使、相杀、相畏、相恶、相反 7 个方面。

相须:即将性味功效相近的药物配合同用,可起协同作用,以增强药效。如泻下药中的大黄配芒硝,可加强泻下作用;活血药中的红花配桃仁,可加强其活血作用等。

相使:即以一种药物为主,配合另一种药物,来提高主药的疗效。其相配的药物性能不一定相同,甚则可以相反。如补气利水的黄芪配利水渗湿的防己,可加强黄芪的利水作用,而治脾虚水肿;清热泻火的石膏配散寒止痛的细辛,可泻火止痛治胃火牙痛等。

相畏:即一种药物的毒性或不良反应,能被另一种药物减轻或消除。如半夏、南星的毒性能被生姜所减弱,就称为半夏、南星畏生姜。

相杀:即一种药物能减轻或消除另一种药物的毒性和不良反应。如生姜能减轻半夏、南星的毒性,就称为生姜杀半夏、南星毒。

相恶:即两种药物同用,一种药物的功效能被另一种药物降低,甚则丧失药效。如人参的补气作用,能被莱菔子削弱,就称为人参恶莱菔子。

相反:即两种药物配合同用能产生毒性和不良反应。如"十八反"中的药物。

药方中药物配伍的恰当与否,直接影响疗效。例如麻黄本为发汗药,配用适量的生石膏,则可减少它的发汗作用而发挥其宣肺平喘、开肺利水作用;荆芥为解表药,如配防风、紫苏叶则辛温解表,如配薄荷、菊花则辛凉解表;防风可以治疗头痛,如配白芷则偏于治前头痛,配羌活则偏于治后头痛,配川芎、蔓荆子则偏于治两侧头痛。

药方的组成,也常因一两味药的加减,起到增强治疗效果或减轻不良反应的作用。如四君子汤为健脾补气方剂,如果患者因脾的运化功能差,产生胸闷胃满的症状,则在这个方剂中加一味陈皮,以理气和中,纠正它的不良反应,名"五味异功散",是临床上常用著名方剂。

临床应用药物,应尽量用相须和相使的配伍。这样可充分利用协同作用和增效作用。

临证如临阵,用药如用兵,临证要明证、审方、灵活用药,否则,易致堆砌药物,杂乱无章。

第二章

三焦证治及用药

一、三焦治则

清代吴鞠通所著的《温病条辨》是治疗温病的专著。是以三焦辨证为纲，对于三焦温病的治则，《温病条辨·杂说·治病法论》曰："治上焦如羽，非轻不举；治中焦如衡，非平不安；治下焦如权，非重不沉。"

这就明确指出了，病在上焦，用轻清升浮的药物为主，因为非轻浮上升之品，达不到在上的病位，用药剂量也要轻，煎煮时间也要少，不要过用苦寒沉降之品。病在中焦，治法虽多，总的原则不外祛除邪气，调理脏腑升降功能的平衡，升脾降胃，分清湿热。病在下焦，肝血肾精受损，往往见虚风内动，治疗要用重镇平抑，厚味滋潜之品，使之直达于下。

二、三焦气化机制及用药

三焦气化及治则，在《灵枢·营卫生会》篇指出："上焦如雾，中焦如沤，下焦如渎。"上焦气盛，能输布精气，像雾露蒸腾一样；中焦气水之交，气方升而水方降，水欲成气，气欲成水，气水未分，故形如沤；下焦主排泄废料，像沟渠一样，又是气水变化之源。

气之化水，由于肺胃，水之化气，由于肝脾。肺胃右降则阴生，故清凉而化水，气不化水者，肺胃之不降也，肝脾左升则阳生，故温暖而化气。水不化气者，肝脾不升也。气不化水，则左陷于下而为气鼓，水不化气，则右逆于上而为水胀。而其根，总因土湿而阳败，湿土不运，则金木郁而升降窒故也。(《四圣心源》)

临证多见慢病和杂病，寒热虚实互现，错综复杂，主要是上焦多实、多热、多壅滞；中焦多堵；下焦多空虚。主要矛盾是中焦升降失常，临证治以疏肝、清胆、和胃、导滞、畅腑、健脾。针对上焦多实、多热重用川牛膝引"气、血、火"下行。下焦多虚，常用杜仲、续断、桑寄生、红参、制附子、龙骨、牡蛎。治下焦如权，非重不沉，达到封藏肾精作用。"肾精"是一气周流的原动力，是生命的源头活水。故对上焦、中焦是治标，而补充肾精，为生命灌根才是治本。

一、方从法立、以法统方

　　方剂在中医学中,是理法方药的一个组成部分,必须在辨证立法的基础上才能正确运用。治法是应用方剂和创制新方的根据。如治疗中焦虚寒证,首先要确立温中祛寒的治法,选用理中丸之类方剂治疗,故方剂与治法关系较为密切。

　　中医治法有着丰富内容,概括为"八法",即汗、吐、下、和、温、清、消、补法。它是以八纲辨证为依据的,而方剂又是治法的具体表现。只有治法而无药方体现不了辨证论治的全过程。

二、方剂分类

　　为了便于掌握,历代依据方剂的性质,系统分类归纳,大致有七方、十剂、八阵。

　　1. 七方　大方、小方、缓方、急方、奇方、偶方、复方。

　　2. 十剂　金代成无己在《伤寒明理论》中明确为"十剂",根据方剂功能划分。①宣剂:用于治疗气机或痰饮宿食郁滞壅塞的病证。②通剂:用于治疗水道不通,乳汁不行,经脉痹阻类病证。③补剂:用于治疗虚证。④泄利:用于治疗实证,泄脏腑之闭阻。⑤轻剂:用于治疗外感实证,具有发表作用。⑥重剂:用于治疗心神不守,惊恐不宁病证。⑦涩剂:用于治疗滑脱不固,气脱血脱之类。⑧滑剂:用于治疗有形之邪留着体内,如石淋类。⑨燥剂:用于治疗湿浊内盛之类病证。⑩湿剂:用于治疗津枯血燥之类病证。

　　3. 八阵　八阵为明代张景岳提出的分类法,根据药物功用划分。①补阵:具有补益作用。②和阵:调和肝脾、和胃、化痰理气。③攻阵:用于气聚、血瘀、坚积、痰结等。④散阵:发散解表。⑤寒阵:具有清火作用之类方剂。⑥热阵:具有祛寒作用。⑦固阵:具有固涩作用。⑧因阵:按病证选用的一类方剂,用于治疗月经、痘疹、疟疾、疝气等。

三、方剂的组成和变化

（一）方剂组成基本原则

1. **君药** 针对病因或主证治疗的药物。
2. **臣药** 协助主药以加强治疗。
3. **佐药** 治疗兼证或次要证候；或制约主药毒性、烈性药物；或起反佐作用。
4. **使药** 即引经药；或调和药性。

（二）药量加减，改变功效

方剂组成固然有一定原则，但在临床应用时，还要根据病情变化、缓急，以及患者体质、年龄和环境不同，灵活化裁，加减运用，做到"师其法而不泥其方"。

1. **改变治疗范围** 药量增减是指方中药物不变，只增减药量，可以改变方剂药力的大小或扩大其治疗范围，甚至可以改变方剂的君药和主治。例如，四逆汤是用附子一枚、干姜一两半、甘草二两组成，功能回阳救逆，主治少阴阳衰证；如用附子大者一枚，干姜加至三两，则为通脉四逆汤，回阳救逆之力更大，并能通脉，而且扩大了治疗范围，用于少阴病阴盛格阳之证。

2. **量异证治亦异** 药物的用量对疗效也有很大影响，例如桂枝汤中，桂枝和白芍的用量相等，就有和营卫解肌作用；桂枝加芍药汤中白芍的用量比桂枝多一倍，就变为治太阳误下，转属太阴，因而治疗腹满时痛；厚朴三物汤、小承气汤、厚朴大黄汤三个药方都由厚朴、枳实、大黄三味药组成，因三药的用量不同，方名就不同，证治亦不同。

（三）方药相合，取长补短

药物的性味和功效是组成方剂的主要条件，方药相合能反映主药功效的一致性。如当归、川芎、白芍、熟地均为甘温养血和血药，所组成的四物汤的功效则为补血调血。方中当归补血养肝、和血调经为君药；臣以熟地滋阴补血；佐以白芍养血、柔肝和营；使以川芎活血行气，畅通气血，补而不滞，滋而不腻，养血活血，使营血调和。这种药物配伍绝非药味功用的简单堆砌，而是方从法出，法随证立，有是证用是药，起到扬长避短作用。

（四）随证配伍，功效各异

临证治病应"知犯何逆，随证治之"，在不同方剂中，采用同一药物，可发挥不同的作用。如补中益气汤，动物实验证明，升麻和柴胡在方中，对其他药的有明显的协调作用，尤其在肠蠕动方面。方中用大量黄芪，补气而升，人参、甘草、白术健脾补气，当归补血，用陈皮是因为气虚，升降不行，所以加入陈皮行气,在补气基础上,陈皮使得气机本身的升降恢复,清浊之气能够当升则升,当降则降。配小量升麻和柴胡,使得清阳之气上升,一个升阳明之气,一个升少阳之气,使得脾胃功能强健,如果去掉这两味药,补气升阳作用明显减弱,尤其对肠蠕动作用减弱。柴胡在逍遥散中的作用是疏肝解郁,治疗两胁作痛、寒热往来、头痛目眩,如果柴胡在此方中起补中升阳作用,那么就会加重这些症状。所以柴胡在方与药功用不同情况下,会发生改变。因药随证配伍,产生新的效用,使方与药的功用各自不相同。

四、中药量效关系

中药对于疾病的治疗效果,除取决于诊断是否正确,选方是否对证,用药是否合理外,与剂量也有很大关系的。岳美中曾说:"中医不传之秘在于量。"

(一)古今剂量折算

首先应该了解仲景《伤寒论》方药中,一两相当于现在多少克。在经方中药物组成相同,如果每个药物用量不同,治疗的疾病就不一样,或者疗效亦异。

经方距今已久远,度量衡随着朝代数次变更,后世对经方剂量折算争论较多,受李时珍《本草纲目》"古之一两,今之一钱"影响,普遍接受的是一两为3g。柯雪帆根据国家计量总局等编撰的《中国古代度量衡图集》中"光和大司农铜权"有关资料进行了核算,据此东汉一两合今之15.625g。如果按照仲景时代,一两为15.6g折算,《伤寒论》原方中超过80%的药物用量都超过中国《药典》规定,而我们所常用的一两为3g折算,对现在很多急症重症,都显得病重药轻,杯水车薪。

(二)随证施量

北京中医药大学傅延龄教授提出,中药治病应遵循随证施量和三因制宜原则,已知为度,中病即止,君药宜重,群药协力,小剂缓图,大剂直折,以小量制大,病轻量轻,佐药调节。中国中医科学院广安门医院赵林华主任医师,在论述方药量效规律与合理用药量时提出:预防用药治疗慢性病调理,一两用1~3g;一般病治疗,一两用3~6g;急危重症治疗,一两用6~9g。本人在临床治病参照这种折算,感到符合临床用药规律。

《圣济总录》指出:"凡服药多少,要与病人气血相宜,盖人之禀受本有强弱,又贵贱苦乐,所养不同,岂可以一概论,况病有久新之异,尤在临时以意裁之,故古方云,诸富贵人骤病,或少壮肤腠致密,与受病日浅者,病势虽轻,用药宜多,诸久病之人,气形羸弱,或腠理开疏者,用药宜少。"为我们临证用药指明了方向。

第四章 # 中药炮制与煎服

一、炮制

作为一名临床中医,必须了解炮制对药物的性味、功能所产生的影响,这些知识对临证治病有重要指导作用。中药经过各种方法炮制后,使药性发生变化,本人临证体会到不同炮制方法,可直接影响治疗效果。

以临床常用的白芍为例。①生白芍:药性偏寒,善于发挥平肝止痛、敛阴收汗的功效。如临证应用镇肝熄风汤,采用生白芍养肝血,补肝阴,平肝气;治疗更年期烘热用生白芍敛肝止汗。②炒白芍:缓和寒性,以养血和营、理脾和血为主,用于血虚面色萎黄、腹痛,如应用补血和营的四物汤,治疗冲任虚损、月经不调、脐腹疼痛,用炒白芍。③酒白芍:有降酸寒伐肝之性,入血分柔肝止痛,治肝病多用酒白芍。④醋白芍:酸入肝,具有疏肝解郁作用。逍遥散功用疏肝解郁,健脾和营,用醋白芍。⑤土白芍:即用灶心黄土炒白芍,土气入脾,养血和脾止泻。如"肠鸣腹痛,大便泄泻,泻必腹痛,泻后痛缓"之症,治用痛泻要方,用土炒白芍。《医方考》曰:"泻责之脾,痛责之肝;肝责之实,脾责之虚。脾虚肝实,故令痛泻。"治宜补脾泻肝,灶心土辛而微温,温中和胃止泻,用灶心土炒白芍,益血柔肝,使肝气条达,兼能敛脾阴。

再如,半夏经炮制产生不同的效果:①法半夏,用生半夏加白矾,再加甘草炮制,燥湿化痰力强,常用治肺。②清半夏,用生半夏加白矾炮制,长于燥湿和胃,消痞散结,临证治疗胃气不和,心下痞满,或呕或吐,常用治胃。③姜半夏,用生姜水浸泡再炮制,长于降逆止呕。④半夏曲,取法半夏、赤小豆、苦杏仁共碾细粉,与面粉混合均匀,加入鲜青蒿、鲜辣蓼、鲜苍耳草的煎出液,搅拌揉匀堆置发酵,压成片状,切成小块,晒干。半夏曲偏于健脾消食,化痰止呕,适用于脾虚生痰兼有食积、呕逆等症。⑤生半夏,生半夏有毒,每多制用,汤洗。然《伤寒论》所用之半夏,均为生半夏,临证效仲景之法,用于多种顽证,如配石菖蒲引药入心,专化蒙闭心窍之痰涎;配竹茹辛开苦降,治痰湿化热之胸痹;对痈疽未溃者配生南星同研,醋调外敷,消肿止痛散结。中药炮制产生不同作用,举不胜举,在各论中详细论述。

二、中药煎服法

中药方剂的煎服法是决定临床疗效的重要因素之一。历代医家对于汤剂的煎法、服法颇为重视。我们在学习经典及古代方书时,大都重视药物的组成、功能主治,往往忽视了方药的煎服法。《医学源流论》徐灵胎在煎服法论曰:"煎药之法,最宜深讲,药之效不效,全在乎此。"只有正确掌握煎药方法,才能保证临床的疗效。否则,"方药虽中病,而煎法失度,其药必无效"。前人在煎药、服药方法方面,积累了不少经验,我们要注意吸取这些经验。

《伤寒论》桂枝汤煎服法:一剂药只煎一次,分三次服。取桂枝汤:上五味,㕮咀三味,以水七升,微火煮取三升,去滓,适寒温,服一升,服已,须臾啜热稀粥一升余,以助药力。温覆令一时许,遍身漐漐微似有汗者益佳,不可令如水流漓,病必不除。若一服汗出病差,停后服,不必尽剂,若不汗,更服依前法。又不汗,后服小促其间,半日许,令三服尽。

这就是张仲景在《伤寒论》治疗太阳中风应用桂枝汤的煎服法,仍具有重要的现实意义。笔者吸取仲景的桂枝汤煎服法经验,治疗外感疾病具体做法:先将药物浸泡半小时,头煎30分钟,次煎20分钟,分两次煎,因为现在煎药一般都是用煤气或电煎煮,这种火候比较猛,不像古人用柴火煎温和,所以我们用煤气或电煎时要用小火。取药一剂,用水七杯,两次煎取三杯,温服一杯,约过半小时再喝热稀粥一杯,以助药力,盖被取微汗,病愈停用其余两杯,若不汗出,两小时再服一杯,半天连服三杯,若病情较重,不分昼夜,每次间隔二时许,令三服尽,直至病愈。这种煎服法,我们在治疗外感疾病发热时,一般1~2剂即可令热退身冷病愈。

《伤寒论》中治疗脾胃病的半夏泻心汤、生姜泻心汤、甘草泻心汤等七张名方,有"去渣再煎"法,再煎即浓煎之意,正如徐灵胎云:"再煎则药性和合,能使轻气相融,不复往来出入。"国医大师徐景藩认为,药物浓煎不但能使有效成分析出,而且浓煎后使药物气味醇和,有利于气机恢复,故其治疗胃下垂,脾胃病所致的寒热错杂、虚实兼见、升降失常,均强调浓煎之法。

二煎、三煎法大约产生于唐宋以后,主要针对一些补益类药物。复煎法到清代吴鞠通《温病条辨》中始露端倪,例如《温病条辨》卷一第二十三条治疗太阳中暍用东垣清暑益气汤:水五杯,煮取二杯,渣再煮一杯,分温三服。《温病条辨》卷二第八十二条曰："中焦疟,寒热久不止,气虚留邪,补中益气汤主之。留邪以气虚之故,自以升阳益气立法……水五杯,煮取二杯,渣再煮一杯,分温三服。"

古代煎药大多采用一次煎煮法,直到民国初年,张锡纯《医学衷中参西录》尚感叹："富贵之家服药多不用次煎,不知次煎原不可废。"

现在服药以一日两次为常规,古人则根据病情,灵活多变,常以一日三次为最多。所以,服法必须根据病情决定。病有在上、在下、在四肢、在骨髓之不同,服药因之而有饭前、饭后、空腹、饥饱、在晨、在夜之区别。因为饥饱晨夕既殊,气血营运,阴阳盛衰即各异,伺其机而服药,得其宜,则效捷;失其宜,则效疏矣。

徐灵胎在《医学源流论·服药法论》中说："病之愈不愈,不但方必中病,方虽中病,而服之不得其法,则非特无功,而反有害,此不可不知也。如发散之剂欲驱风寒出之于外,必热服而暖覆其体,令药气行于荣卫,热气周遍,挟风寒而从汗解。若半温而饮之,仍当风坐立,或仅寂然安卧,则药留肠胃,不能得汗,风寒无暗消之理,而荣气反为风药所伤矣。"故发散药必须热服。

"通利之药,欲其化积滞而达之于下也,必空腹顿服,使药性鼓动,推其垢浊从大便解。若与饮食杂投,则新旧混杂,而药气与食物相乱,则气性不专,而食积愈顽矣。"如大承气汤煎服法,用清水十茶杯,先煮枳实、厚朴,取五杯,去掉药渣,放入大黄,再煎到两杯时,去掉药渣,放入芒硝,更上微火煮一二沸,分成两次服,切记空腹顿服,服药得大便后,其余的药就要停服。

再如,辛凉平剂银翘散方服法："上杵为散,每服六钱,鲜苇根汤煎。香气大出,即取服,勿过煮。肺药取轻清,过煮则味厚而入中焦矣。病重者,约二时一服,日三服,夜一服……病不解者,作再服。盖肺位最高,药过重则过病所。"

现在,对于补益药,宜慢火久煎,头煎需45分钟,二煎约40分钟,每日早晚各服一次。

服药之法,《神农本草经》云："病在胸膈以上者,先食后服药;病在心腹以下者,先服药而后食;病在四肢血脉者,宜空腹而在旦;病在骨髓者,宜饱满而在夜。"这些都是前人经验的积累,甚可贵也。

中药汤剂服法及注意事项,医者必须告知患者。

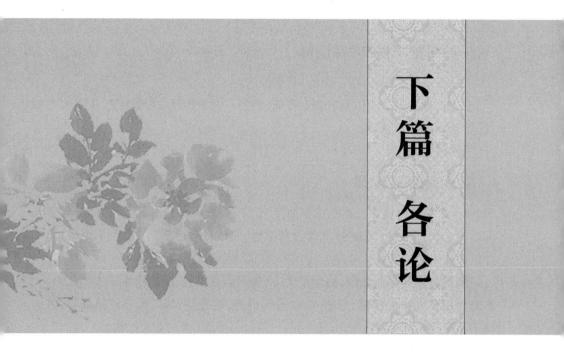

下 篇 各 论

　　中医药理论博大精深，中药功效与主治及"对药"内容丰富，临床应用非常广泛。本人吸取《神农本草经》及诸家本草著作精华为理论支撑，把临证最常用、体会最深的药物，通过单味药物及"对药"（两味药配伍）、"角药"（三味药配伍）的形式，分别叙述它们的作用及协同增效减毒所产生的效果，并参照《药品化义》，分为风药、湿药、寒药、气药、血药等十三门类撰述。

第一章　风　药

一、麻黄(《神农本草经》)

【性味归经】味苦,温。归肺、膀胱经。

【功效与主治】主中风,伤寒,头痛,温疟。发表出汗,去邪热气,止咳逆上气,除寒热,破癥坚积聚。

【临床应用】

(一) 麻黄临床功用

1. 麻黄功用认识　本品中空而浮,长于升散,发汗散邪而解表,治疗外感风寒表实证;散风止痒,治疗麻疹透发不畅,风疹身痒;宣肺平喘,利尿消肿,治疗风寒外束,肺气壅闭,咳逆上气,本人临证体会本品是治喘良药。

麻黄总体气厚而味薄,偏性很大,动气的能量很强,既能作用于人体之表,也能作用于人体的深部,通达气血、身体内外,走孔窍,所以可以逐风蠲痹,破癥坚积聚,消阴疽痰核。

2. 麻黄功用体会

(1) 祛寒湿、温经通阳蠲痹证:麻黄辛温,通达内外,温经散寒通血脉,祛寒湿,温经通阳以蠲痹。用量:6~9g。

郭某,女,72岁。全身关节肿痛3月余,右膝关节疼痛较剧,伴有肿胀,活动受限,CT检查示半月板损伤。刻下:双下肢水肿,乏力,无汗,舌淡红,苔白略厚,脉沉而弱。证属风寒客少阴之表,太阴脾失健运,寒湿内停,治以温阳发汗解表,健脾利湿,蠲痹止痛,方以桂枝芍药知母汤化裁。其中麻黄、桂枝温经散寒通血脉,防风祛风胜湿止痛,生姜、甘草和胃调中,白术健脾燥湿,附子解少阴之表,芍药、知母和阴于里。诸药合用,祛寒湿痹痛捷效,患者服7剂,诸症明显改善。

(2) 温阳散寒、活血通络疗脱疽:《本草正》言麻黄以轻扬之味而兼辛温之性,故善达肌表,表散寒邪,若寒邪深入少阴、厥阴筋骨之间,非麻黄、官桂不能逐也。《外科证治全生集》阳和汤治疗阴疽。阴疽属于慢性虚寒性疮疡,多因血虚寒凝,阻滞于肌肉筋骨血脉而成,脱疽与阴疽病机相似。阳和汤中特别强调麻黄、肉桂的作用,色之不明而散漫者,乃气血两虚。患处平塌色暗,属寒痰凝结。治以温阳补血,散寒,活血通络。用量:麻黄9~12g。

王某,男,41 岁,患者右足大趾发凉、变黑、疼痛难忍 2 年,西医诊断脉管炎。刻下:面色晦暗,形寒肢冷,右足大趾变黑,疼痛难忍,伴有间歇性跛行,足背动脉明显减弱,脉沉弦有力。中医诊断脱疽,治予温阳散寒、活血通络止痛。炙麻黄9g、熟地30g、生晒参6g、苍术15g、干姜10g、炙甘草6g、厚朴15g、枳实15g、川芎12g、炙附子^{先煎}15g、桂枝12g、细辛9g、三棱12g、莪术12g、当归10g、木通10g。中药治疗 28 剂,诸症消失。

(二) 麻黄配伍应用

1. 麻黄配桂枝　麻黄辛温,善行肌表卫分,开玄府以发汗,为手太阴肺经之剂;桂枝辛温解肌和营,协同麻黄入营分,以引营分之邪达肌表,为手少阴心经之剂。二药伍用,增强发汗解表之力,为辛温解表重剂,多用于外感风寒重症,患者寒邪在表则发热;寒邪入营则恶寒、周身疼痛。外感寒邪重症,本人喜用麻黄、桂枝,如麻黄汤为治疗外感风寒重剂,因为有桂枝相助,临证往往一剂热退而愈。用量:麻黄 6~9g;桂枝 9~12g。

2. 麻黄配干姜

(1) 治疗遗尿:麻黄配干姜治疗小儿遗尿,"膀胱不约"。膀胱的"固涩"和"通利"受三焦的气化功能调节,而三焦水道,受肺之通调,所以肺在调节膀胱的"固涩"中占有很重要的地位。麻黄配干姜起到启脾理肺气之功,治疗遗尿。用量:麻黄 6~9g;干姜 6~9g。

杜某,女,9 岁。自幼遗尿,直到 9 岁,每 2~3 天尿床 1 次,伴有身热汗出,口渴,治以清热益肾固涩,投以石膏30g、知母9g、山药15g、生地15g、桑螵蛸20g、续断15g、盐炒杜仲15g、益智仁10g、芡实12g、炙甘草6g,7 剂,服药后无效。追问,知患者便溏、倦怠,从中焦论治,因下焦受中焦之气,加入干姜、白术,减石膏、知母,病儿遗尿略好转,3~4 天尿床 1 次。《类证治裁·闭癃遗溺》曰:"遗溺者,小便不禁……不约为遗溺,此但主膀胱言之也。夫膀胱仅主藏溺,主出溺者,三焦之气化耳。"前方不效、不显,另辟路径,改从肺论治。因肺与膀胱相别通,并受三焦气化功能调节,麻黄入肺与膀胱,宣肺气,利膀胱气化,故方用麻黄6g、干姜6g、桂枝3g、猪苓9g、泽泻12g、盐炒杜仲15g、益智仁12g、炙甘草9g。病儿服2剂后,1周未再尿床,效不更方,又服14剂,1个月未再尿床,几年的遗尿治愈。

(2) 解表、温化寒饮除咳喘:"形寒饮冷则伤肺",患者素有水饮,感受外邪,表寒引动内饮,水饮停心下,脾失运化,阻滞气机则痞塞,饮动胃气上逆则呕,水饮溢于肌肤则水肿。干姜温肺化饮,麻黄发汗平喘,利尿消肿,温散寒邪,通达气血,发越脾胃郁阳以行水,故以除咳喘。用量:麻黄9~12g;干姜9~12g。

临证常见患者素有内饮,咳逆倚息,短气不得卧,复感风寒,发热恶寒,咳吐白色泡沫痰,咳喘难平。证属外寒内饮。本人善用小青龙汤解表蠲饮,表里双解。治疗不解表而徒治其饮,则表邪难解;不化饮而散表邪,则水饮难除。方中麻黄发汗散寒以解表,且能宣发肺气平喘咳,桂枝化气行水以利里饮,干姜温肺化饮,助麻、桂解表祛邪,纯用辛温发散恐伤肺气,佐以五味子敛肺止咳,芍药和营,半夏燥湿化痰,和胃降逆,甘草益气和中,调和诸药,配合严谨,散中有收,开中有合,表解饮除,诸症自平。

小青龙汤化裁:表寒郁久化热,咳吐黄痰,脉滑数,本人喜加石膏,即小青龙加石膏汤;外散表证、内清里热并少佐黄芩,因为石膏味辛利于解表,微寒能清热,且量宜大,常用30~45g,黄芩苦寒内敛,有表证不宜用量太大,否则不利解表,常用6~9g为宜。患者实喘麻黄配杏仁、薏苡仁;虚喘用山茱萸30g,补肾纳气酸敛,可免肺气耗散,加熟地30g,强阴益精,治疗阴虚不纳气而作喘效果更佳。用量:麻黄6~9g;干姜6~9g。

【用法用量】麻黄煎服,常用量3~9g;极量:风寒热闭重证,表里同病,大青龙汤中麻黄可用18g;外寒内饮的越婢加术汤,麻黄亦可用18g。

【使用注意】表虚自汗,阴虚盗汗,心肾之虚喘禁服。刘渡舟在谈及应用小青龙汤治疗外寒内饮时,如果患者脉沉、微唏嘘短气以息的虚喘不宜服用,因为麻黄可发越下焦阳气,如果患者肾亏、血虚服小青龙汤则有动冲气拔肾根之虞。

二、葛根(《神农本草经》)

【性味归经】味甘,平。归脾、胃经。

【功效与主治】主消渴,身大热,呕吐,诸痹。起阴气,解诸毒。

【临床应用】

(一)葛根临床功用

1. 葛根功用认识 葛根味甘平而气轻质润,生津。其气轻浮,鼓舞胃气,引津上行,葛之根可以从极深地下起阴气,输布整体,以达颠顶。取之治疗热病、消渴。

葛根：生津散热，津旺则血脉充，肢体关节可得濡养；且能散邪，具风药之性，令诸痹自除。根主升，为透发药，痧疹之不能透可治，亦为斑疹必用之药。清胃生津以降，鼓舞肺气以升，清升浊降，呕吐自止。

《药性论》言其治天行上气，呕逆，开胃下食，主解酒毒，止烦渴。治食诸菜中毒，发狂烦闷，吐下欲死，煮葛根饮汁。

2. 葛根功用体会

(1) 项背拘紧之专药：仲景治疗太阳病表虚，"反汗出恶风"兼项背强几几，用桂枝加葛根汤治疗；治疗太阳病表实，"无汗恶风"兼项背强几几，用葛根汤治疗。葛根还可用于表虚有汗，表实无汗的病症。《肘后备急方》治背腰疼痛者，饮生葛根汁，其痛乃止。临证本人凡外感病兼颈椎病、高血压等，有项背强几几均加葛根，无不效如桴鼓。葛根治疗项背疼痛，近年经临床实践验证，确有缓解肌肉痉挛功效，"可知其独擅胜场也"（《章次公医术经验集》）。用量：24~30g。

患者肩背疼痛酸楚、眩晕3年，加重1月余。肩背疼痛酸楚、屈伸不利，遇寒痛甚，眩晕，经多方治疗无效，西医诊断颈椎病。近1月头晕，气短乏力，肩背及上肢疼痛加重。证属气血亏虚，肝肾不足，清窍失养，寒湿之邪乘虚而入，气血阻闭经络，不通则痛。治以补益气血、滋补肝肾、祛风通络、散寒止痛。笔者自拟补肾益气通络止痛方：熟地12g，杜仲15g，骨碎补12g，葛根24g，生黄芪24g，党参15g，甘草6g，升麻6g，蔓荆子12g，川芎12g，白芍15g，羌活9g，防风9g，伸筋草15g，细辛9g，土鳖虫6g，乌梢蛇12g，露蜂房6g。7剂，日1剂，分2次口服。随证加减，服28剂而愈。

体会：本案以椎动脉型、神经根混合型所致眩晕、痹证为主，病机为因虚致病，由于椎体及椎间盘退变，黄韧带松弛、失稳，引起一系列颈部神经根症状和脊髓动脉血运不畅的缺血症状，如眩晕、肢麻、走路不稳等。使气旺血通，营卫调和，髓海充足，则颈椎病自可逐渐向愈，方中黄芪、党参、甘草，甘温健脾益气，气足则血旺。葛根解肌、舒筋、解痉治腰背强痛，改善头痛头晕，合升麻、蔓荆子轻扬升散，生发阳气。川芎血中之气药，上行头目，下行血海，白芍敛阴合营，两药合用载血上行脑髓。熟地、杜仲、骨碎补补益肝肾。风寒湿邪流连于足太阳膀胱经、手少阳三焦经，则颈肩、上肢疼痛，病深日久，营卫之行涩，皮肤不营，则麻木不仁。方中羌活，味辛、温，入膀胱经、肾经，治肢节疼痛，手足太阳本经风药也。伸筋草辛温，入肾经，祛风散寒，通经活络，除湿消肿。细辛味辛温,入肾经,功擅发散风寒,祛风止痛,治肩背及上肢疼痛、眩晕、耳鸣、头痛、头蒙。葛根为项背拘紧之专药,故使眩晕、痹痛改善,疗效显著。

颈椎病经久不愈,正虚邪实,用祛风散寒、燥湿通络之法常难获效。此类患者多为气血亏虚、肾精亏损、瘀血入络,治以标本兼顾。方中可佐加当归、淫羊藿、鸡血藤、鹿衔草,补肾养血祛风湿,更加虫药,活血化瘀,搜邪通络,故使眩晕、痹痛二证改善,疗效显著。

(2) 太阳阳明之表药:太阳阳明合病,"自下利",以经气郁遏,则腑气壅迫,不能容受,未消之食,必至上呕;已化之谷,必至下利。仲景用葛根汤治疗,麻黄发表而泻郁遏,葛根疏里而达壅迫。临证常见到外感风寒伴有下利,采用葛根汤治愈。外感用发汗剂不如用葛根,"既能解肌发表开腠理,治疗伤寒壮热",又能"通行足阳明经"治下利。

前人视葛根能升提清气,故治泄泻,实则葛根所以止泻,在其所含淀粉之作用,与升提无关。《汤本求真》论本品曰其含有多量淀粉,故有缓和包摄作用,于表则缓解筋骨挛急,于里则制肠之蠕动亢盛,缓和包摄肠黏膜,故能发挥止泻作用。用量:葛根24~30g。

(3) 活血降压通血脉:古代文献多谓葛根升阳解肌之品,少言其活血功效,而对活血作用的认识始于唐代,陈藏器《本草拾遗》中言葛根生者破血,合疮,堕胎,解酒毒。《日华子》亦曰排脓破血。古人将葛根活血破血与解肌发表,升举诸阳联系起来。现代药理研究发现:葛根的有效成分为总黄酮和葛根素,葛根及葛根总黄酮能扩张冠脉血管,使心率减慢,脑血管阻力下降,可改善高血压导致的头痛、头晕、项强、耳鸣、肢麻等症状;葛根内所含的葛根素,能抑制血小板聚集,抗动脉粥样硬化,稳定斑块;葛根醇浸膏还有抗心律失常作用。本人临证常重用葛根24~30g^{先下}治疗冠心病、高血压、颈椎病、脑缺血、血管神经性头痛,还用于清阳不升的头晕、头痛、耳鸣、耳聋等,均取得明显疗效。用量:葛根24~30g。

(4) 升清阳益中气治耳鸣:葛根,气味皆薄,最能升发脾胃清阳之气,脾气健,气血化生有源,加入人参、黄芪补元气,健脾气,气血充足,耳聪目明。用量:葛根24~45g。

付某,头晕,气短,耳鸣半年余,因耳鸣加重于2022年2月16日就诊。曾患颈动脉斑块,高血压。经中西医多方治疗罔效,来门诊治疗。刻下:头晕,气短,耳鸣如蝉,伴听力下降,日见加重,颈僵疼痛,口干口苦,血压143/91mmHg。二便正常,舌尖边红,苔薄白,脉弦细,证属脾虚清阳不升,治以升阳益气佐以解肌通络。方以生晒参 6g^{先下}，当归 12g，生黄芪 24g，葛根 30g^{先下}，枳实 15g，天麻 15g，远志 12g，石菖蒲 9g，磁石 24g^{先下}，生地 15g，炙甘草 6g，怀牛膝 24g，石决明 20g^{先下}。5 剂，颗粒剂，冲服。二诊，患者服药后自觉头晕减轻，颈部僵硬已缓解。血压 130/89mmHg。上方 6 剂，水煎服。自述耳鸣改善非常明显，听力恢复，气短乏力减轻并恢复正常。

(5) 解热止渴生津治阳明：《本经疏证》："葛根之用，妙在非徒如栝蒌但泡阴津，亦非徒如升麻但升阳气，而能兼擅二者之长。"故以养阴生阳。

葛根味甘偏凉，气轻而浮，鼓舞胃气，引津上行。《神农本草经疏》："葛根……解散阳明，温病热邪之要药也，故主消渴，身大热。"葛根除主治项背强急外，其作用清热解肌，止渴除烦。《长沙药解》：生津止渴，清金润燥，解阳明郁火，功力尤胜。故太阳表邪化热，转阳明之表，余善用葛根，截断阳明火热。

药理研究：葛根含有葛根素，有明显降血糖作用，与《神农本草经》功用"主消渴，身大热"居同功之用。临证凡见"身热，汗自出，不恶寒，反恶热"之证；阳明风热燥证，发热汗出，下利，口渴，能食，前额及目眶痛，心中烦热，小儿目合多汗之症及糖尿病患者表现阳明之表或阳明经证，用之多验。用量：葛根 24~30g。

(二) 葛根配伍应用

1. 葛根配升麻　葛根辛甘升散发表，升举清阳。长于升阳明之清气，解肌透疹；升麻轻清升散，善宣太阴肺经之邪，散阳明肌腠之风，有解表透疹、清热解毒作用。二味相合，辛散透达，升举清阳之力倍增。主治麻疹透发不畅，热毒斑疹，二药配合人参、黄芪补气健脾，益气通窍，治疗气虚耳聋。用量：葛根 24~30g；升麻 6~9g。

2. 葛根配黄芪、丹参　葛根辛甘，升阳起阴气(输布全身以达颠顶)，黄芪益气升阳，补气良药，丹参活血通络止痛。三药相伍，升阳益气、活血化瘀之力倍增。治疗中风半身不遂，偏身麻木。用量：葛根 24~30g；丹参 15~30g；黄芪 15~30g。

3. 葛根配半夏　葛根气味皆薄，最能升发脾胃清阳之气，胃家阳气不能散布，故以此轻扬升举之药，捷动清阳。《伤寒论》第 33 条："太阳与阳明合病，不下利但呕者，葛根加半夏汤主之。"葛根加半夏汤由葛根汤加半夏组成。临证治疗太阳阳明合病的"但呕"时，葛根汤需加半夏。如果患者胃虚，纳差，胃容易停水，这时更需要加半夏，半夏辛温燥湿，降逆止呕，用时需配甘药如生姜、甘草、大枣，一起发挥健胃作用。用量：葛根 24~30g；半夏 12~15g。

【用法用量】煎服,葛根甘平无毒,用量宜大,常用量24~30g。

【使用注意】葛根水煎取仲景用葛根汤之义,"葛根汤方,上七味……以水一斗,先煮麻黄、葛根,减二升……",即葛根用药先煎约20分钟,再入他药共煎。

三、柴胡(《神农本草经》)

【性味归经】味苦,平。归肝、胆经。

【功效与主治】主心腹,去肠胃中结气,饮食积聚,寒热邪气,推陈致新。久服轻身,明目,益精。

【临床应用】

(一) 柴胡临床功用

1. 柴胡功用认识 和解表里,疏肝、升阳。治寒热往来,胸胁苦满,口苦耳聋,头痛目眩,疟疾,下利脱肛,月经不调,子宫脱垂。

柴胡,为少阳经表药,主心腹肠胃中结气,饮食积聚,寒热邪气,推陈致新,除伤寒心下烦热者,足少阳胆也。胆为清净之腑,无出无入,不可汗,不可吐,不可下,其经在半表半里,故法从和解,小柴胡汤之属是也。其性升而散,属阳,故能达表散邪也。邪结则心下烦热,邪散则烦热自解。阳气下陷,则为饮食积聚,阳升则清气上行。脾胃之气行阳道,则饮食积聚自消散矣,诸痰热结实,胸中邪逆,五脏间游气者,少阳实热之邪所生病也。柴胡苦平而微寒,能除热散结而解表,故能愈上诸病。(《本草经疏》)

(1) 治心腹肠胃中结气:柴胡,其主心腹肠胃中结气者,心腹肠胃,五脏六腑也,凡十一脏皆取决于胆。柴胡轻清,升达胆气,胆气条达,则十一脏从之宣化,故心腹肠胃中,凡有结气,皆能散之也。其主饮食积聚者,盖饮食入胃,散精于肝,肝之疏散,又借少阳胆为生发之主也,柴胡升达胆气,则肝能散精,而饮食积聚自下矣。(《本草经解》)

治疗心腹中间、胸腹两腔间(即半表半里)、肠胃中的无形结气,有形积聚。用量:柴胡15~24g。

(2) 祛寒热邪气:其治外邪寒热之病,则必寒热往来,邪气已渐入于里,不在肌表,非仅散表诸药所能透达,则以柴胡之气味轻清芳香疏泄,引而举之以祛邪,仍自表分而解,故柴胡亦为解表之药,而与麻、桂、荆、防等专主肌表者有别。且柴胡证之呕逆及胸痞痛诸症,固皆肝胆木邪横逆为患,乃以柴胡之升腾疏泄治之,皆非镇摄之品,何以能制刚木之横? 以病由外来之邪所乘,肝胆之阳,遏抑不得宣布,失其条达之本性,因而攻动恣肆。柴胡能疏泄外邪,则邪气解而肝胆之气亦舒。木既畅茂,斯诸证自已。柴胡能平肝胆之横,凡遇木火上凌,如头痛耳胀,眩晕呕逆,胁肋胀痛等症,不辨是郁非郁,概投柴胡,愈以助其鸱张,是为教猱升木。若至病久气虚,亦复寒热往来,而脉见虚软,舌色光滑,疑谓虚热,又非邪盛寒热可比,则柴胡升举,亦非所宜。惟必审知其为脾阳不振,中气下陷,则东垣补中益气之方,乃堪采用,然升、柴升清,特其少少之辅佐品耳。(《本草正义》)少阳受邪,邪并于阴则寒,邪并于阳则热,柴胡和解少阳,故主寒热之邪气也。(《本草经解》)用量:柴胡15~48g。

(3) 善辨柴胡泻实补虚之意:柴胡主治,一为邪实,则外邪之在半表半里者,引而出之,使还于表,而外邪自散;一为正虚,则清气之陷于阴分者,举而升之,使返其宅,而中气自振。柴胡气胜,故能宣通阳气,祛散外邪,是去病之药,非补虚之药。在脾虚之病用之者,乃借其升发之气,振动清阳,提其下陷,以助脾土之转输,所以必与补脾之参、芪、术并用,非即以柴胡补脾也。(《本草正义》)用量:柴胡12~24g。

(4) 推陈致新:能祛陈旧腐秽东西,而致生新。用量:柴胡15~48g。

(5) 宣畅气血除虚劳:甄权《药性论》谓,治热劳骨节烦疼,虚乏羸瘦,盖亦指脾气不振,清阳陷入阴分者言之,故下文更有宣畅气血四字。用柴胡以振其清气,则气血自能宣畅之正治。初非谓劳瘵既成之后,血液耗竭,灼热将枯,而亦以柴胡升散之也。后人不知辨别,竟误以为劳瘵通治之良方。《日华子本草》竟有补五劳七伤之句,以升阳散邪之药而妄称为补,大错铸成,实源于此;洁古因之,亦直以除虚劳三字为言,盖至此而柴胡遂为虚劳之专主矣。

亦知劳有五脏之分,虚亦有中下之异,而无不发内热者,心脾之劳,阳气郁结而为灼热,以柴胡升举泄散其热,宜也。若肝肾之劳,阴精耗烁而为蒸热,亦以柴胡拔本而发扬其热,可乎? 中虚之热,为阳入于阴,以柴胡提出阴分,是使之返归本位;若下虚之热,为阴出之阳,亦以柴胡举之上升,是使之脱离根柢。用量:柴胡9~15g。

2. 柴胡功用体会

(1) 临证善用、广用小柴胡:本人临证几十年,善用理中汤中参、术、姜、草,温中健脾益气;喜用小柴胡汤中柴胡、黄芩或者全方,清胆经之郁热,枢机少阳,广泛应用小柴胡汤作为"通治方",灵活使用,获益良多。

(2) 柴胡为枢机之剂:柯韵伯曰柴胡为枢机之剂,风寒不全在表,未全入里者,皆可用。张仲景《伤寒论》广泛应用小柴胡汤治疗少阳病本证,如《伤寒论》中第96条、第97条、第100条、第230条邪犯少阳,少阳病变证的第146条、第103条、第147条、第107条、第172条邪结少阳,均应用小柴胡汤加减治疗,并详细论述。用量:柴胡12~18g。

(3) 邪犯少阳小柴胡:《伤寒论》第96条,小柴胡汤证"伤寒五六日中风,往来寒热,胸胁苦满,嘿嘿不欲饮食,心烦喜呕,或胸中烦而不呕,或渴,或腹中痛,或胁下痞硬,或心下悸,小便不利,或不渴身有微热,或欬者,小柴胡汤主之"。①证质:邪犯少阳,枢机不利。②证象:往来寒热,胸胁苦满,心烦喜呕,嘿嘿不欲饮食,心烦喜呕,口苦,咽干,目眩,脉弦。③证治:治心腹肠胃中结气,就是心腹中间、胸腹两腔间、肠胃中的无形结气,有形积聚;寒热邪气,外邪入内,则发寒热;推陈致新,去除陈旧腐秽东西,而致生新。④方解:黄芩苦寒,解热除烦;半夏辛平,下气治呕祛水气,治咽肿痛;生姜辛温,治胸满咳逆,温中,久服去臭气;人参、甘草、大枣健胃,生气血、津液。用量:柴胡12~48g。

(4) 邪结少阳小柴胡:《伤寒论》第97条:"血弱气尽,腠理开,邪气因入,与正气相抟,结于胁下。正邪分争,往来寒热,休作有时,嘿嘿不欲饮食。脏腑相连,其痛必下,邪高痛下,故使呕也。"①病机:邪结少阳,血弱气尽,腠理开,邪气因入与正气相抟,结于胁下,病邪进入半表半里。在表邪气交争于骨肉;邪气往里入,正气不退却,就在胸腹腔间胁下部位交争。②少阳病发展:精气不足于表,在表打不赢,就要转移阵线,往里撤汇于内,这就是"血弱气尽,腠理开",体表血弱气尽,邪气因入。

另外,小柴胡汤的或然证:或心悸,小便不利,或渴,或腹中痛,或胁下痞硬,或不渴,或身微热,或咳者,这或然证说明内有停饮。

所以小柴胡汤里加人参的第一个妙举就是健胃,胃气一振,则血气充,再加上上述祛烦除热药。第二,人参助正祛邪,防止疾病往里再侵入。用量:柴胡12~48g。

(5) 能通上焦者,其惟柴胡也:《伤寒论》第230条:"阳明病,胁下鞕满,不大便而呕,舌上白胎者,可与小柴胡汤。上焦得通,津液得下,胃气因和,身濈然汗出而解。"柴胡证,皆由于上焦不通,上焦不通则气阻,气阻则饮停,饮停则生火,火炎则呕吐,半夏生姜能止吐蠲饮,然不能彻热。黄芩能彻热,然不能通上焦。能通上焦者,其惟柴胡乎。故往来寒热,为小柴胡主证。而往来寒热,悉本于上焦不通。盖惟痰凝气滞,升降之机始阻,当升不升,则阴怫怒为热。当降不降,则阴鸥张为寒。治其阴者,固不可无。而伐树寻根,终必求其致阻之因,以拔其本,则谓非柴胡之力不可也。(《本经疏证》)用量:柴胡 12~48g。

(6) 阳郁阴中惟投小柴胡:《伤寒论》第 100 条:"伤寒,阳脉涩,阴脉弦,法当腹中急痛,先与小建中汤。不差者,小柴胡汤主之。"夫柴胡之通上焦,似乎主降,不知其所以降,实系升之力。盖肺不得肝胆之阳上畅,则无以使阴下归,复其升降之常,阳脉涩,阴脉弦,腹中急痛,是阳郁阴中,阴为阳累,既用小建中汤,调其肝不愈,势必举其阳,阴则随之以转,此小柴胡在所不得不投矣。(《本经疏证》)用量:柴胡 12~15g。

(7) 柴胡类方药辨证:①小柴胡汤辨证要点,邪犯少阳,枢机不利。②柴胡加芒硝汤辨证要点,小柴胡汤证里有热而大便难者。③柴胡去半夏加瓜蒌汤辨证要点,小柴胡汤证不呕而渴明显者。④柴胡桂枝干姜汤辨证要点,小柴胡汤证而见口干渴明显,但呕明显,心下微结,气上冲或外不合者。⑤柴胡桂枝汤辨证要点,小柴胡汤与桂枝汤并见者。⑥大柴胡汤辨证要点,胸胁苦满、口苦咽干、心下急里实者。⑦柴胡加龙骨牡蛎汤辨证要点,小柴胡汤见气冲心悸,二便不利、烦惊不安者。⑧四逆散辨证要点,胸胁苦满或腹痛、大便溏泄者。

(8) 效仿胡希恕先生应用柴胡证经验:"伤寒中风,有柴胡证,但见一证便是,不必悉具。"本人参照《伤寒论》条文,柴胡四证是指:胸胁苦满;往来寒热;嘿嘿不欲饮食;心烦喜呕。其中具备之一用之临床,效如桴鼓。

①《伤寒论》第 37 条:"太阳病,十日以去,脉浮细,而嗜卧者……设胸满胁痛。"例:感冒没过几天,身无力,脉虽浮,但细,是血弱气尽,津虚,气血不足,不足于表,而嗜卧。与小柴胡汤。②《伤寒论》第 99 条:"伤寒四五日,身热恶风,颈项强,胁下满,手足温而渴者,小柴胡汤主之。"两侧为颈属少阳,项为后头,"胁下满"是柴胡证主要症候。手足温而渴,病有热,倾于里之势,既有表又有里为什么用小柴胡汤呢?凡柴胡证既不能汗,又不能下。《伤寒论》第 144 条:"妇人中风七八日,续得寒热,发作有时,经水适断者,此为热入血室……小柴胡汤主之。"因为小柴胡汤有推陈致新作用。③《伤寒论》第 229 条:"阳明病,发潮热,大便溏,小便自可,胸胁满不去者,与小柴胡汤。"发潮热,说明阳明里实,也就是胸胁满不去,柴胡证存在,可用小柴胡汤。④《伤寒论》第 230 条:"阳明病,胁下硬满,不大便而呕,舌上白胎者,可与小柴胡汤。"不大便是阳明里实的一个表现,而呕,胁下又硬满,这是柴胡证,所以它既治便溏,又治大便不通。⑤《金匮要略》妇人产后病篇:"产妇郁冒,其脉微弱,不能食,大便反坚……小柴胡汤主之。"郁冒同时便干,可小柴胡汤治疗。新产妇有三病,即痉、郁冒、大便难,伴有呕而不能食,可用小柴胡汤。⑥《伤寒论》第 379 条:"呕而

发热者,小柴胡汤主之。"⑦《金匮要略》黄疸病篇:"诸黄,腹痛而呕者,宜柴胡汤。"急性黄疸性肝炎,呕吐伴有腹痛,可用小柴胡汤治疗腹痛。

(二) 柴胡配伍应用

1. 柴胡配黄芩 柴胡苦辛而寒,气味俱薄,性主升散,疏肝利胆,和解少阳;黄芩味苦性寒,清上泻下,善清肝胆气分之热,清热燥湿。二药伍用,和解少阳,疏泄肝胆郁热,治疗少阳病枢机不利,而致心腹肠胃中结气,寒热邪气,胸胁苦满,心烦喜呕等症。用量:柴胡 12~24g;黄芩 12~15g。

2. 柴胡配黄芪 柴胡能升少阳之气,黄芪能益气而升阳,二药伍用,治疗脾胃气虚所致少气懒言,自汗,发热,便溏;中气不足,清阳下陷的胃下垂、子宫脱垂以及久泻脱肛等症。用量:柴胡 9~24g;黄芪 9~24g。

3. 柴胡配葛根 柴胡与葛根同为发散风热药,轻清升散功能相似,柴胡入少阳经,解少阳之表,葛根入阳明经,解阳明之表,解表退热各有特长。柴胡疏肝郁,葛根有生津止渴作用,二药伍用,治疗少阳表证,呕而发热,口苦咽干;治疗阳明表证,发热多汗,前额及目眶痛,脉浮大上关上。用量:柴胡 9~15g;葛根 24~30g。

【用法用量】柴胡煎服,外感寒热的实邪,邪在少阳,仿小柴胡汤中柴胡用半斤,折合现在 48g,常用量为 24~48g;清气陷于阴分的正虚,举而升之,仿补中益气汤中柴胡用三分,常用量为 1~3g;清热疏肝,健脾和营,仿《证治准绳》柴胡栀子散中柴胡用一钱,常用量为 3~6g。

【使用注意】真阴亏损,肝阳上亢及肝风内动者禁服。

四、白芷(《神农本草经》)

【性味归经】味辛,温。归肺、脾、胃经。

【功效与主治】主女人漏下赤白,血闭阴肿,寒热风侵头目泪出,长肌肤,润泽,可作面脂。

【临床应用】

(一) 白芷临床功用

1. 白芷功用认识 祛风,燥湿,消肿止痛。治头痛,眉棱骨痛,齿痛,鼻渊,寒湿腹痛,肠风痔漏,带下。

《本草纲目》:白芷,色白味辛,行手阳明庚金;性温气厚,行足阳明戊土;芳香上达,入手太阴肺经。如头、目、眉、齿诸病,三经之风热也。风热者辛以散之,湿热者温以除之。排脓生肌止痛。

2. 白芷功用体会　李杲：“白芷疗风通用，其气芳香，能通九窍，表汗不可缺也。”《本草经疏》言其“性善祛风，能蚀脓，故主妇人漏下赤白”。用量：白芷6~12g。

王某，男，18岁。恶寒发热，体温38.6℃，伴流涕如流水，头身痛，鼻塞少许，咳嗽。诊断为风寒感冒，治以辛温发汗，方以麻黄6g、白芷9g、生姜12g、荆芥穗12g、炙甘草6g。2剂，水煎服。患者服1剂，流涕明显减轻，发汗后体温正常，2剂病愈。另治一例，月经不调，月经量多，经期提前，诊断为月经先期，凉血调经加一味白芷12g，月经量明显减少，治疗20天，月经恢复正常。

（二）白芷配伍应用

1. 白芷配荆芥、防风　白芷祛风胜湿，通窍止痛，止涕；荆芥祛风解表；防风胜湿止痛。三者相配，祛风解表力强，用于风寒感冒，头痛鼻塞。用量：白芷6~12g；荆芥9~15g；防风9~12g。

2. 白芷配白术　白芷辛温除湿而能治妇女白带清稀、带下绵绵；配白术健脾燥湿，合用治妇女寒湿带下。用量：白芷6~12g；白术9~15g。

3. 白芷配葛根　白芷辛温解表，功能祛风散寒，善祛头面皮肤之风；葛根辛凉解表，功能发表解肌，长于散阳明肌肉之邪，养筋缓急，升清而生津。二药均为阳明主药，功擅升举清阳，善祛肌肉之寒热，解头面颈项之强痛。用量：白芷6~9g；葛根15~24g。

4. 白芷配僵蚕　白芷色白，性温气厚，芳香升散，能通九窍，祛风止痒，通络止痛，除湿消肿，升清止带；白僵蚕得清化之气为最，其气味俱薄，轻浮上升，息风解痉，化痰散结。二药伍用，并走于上，祛风止痛，胜湿止带之力益彰。用量：白芷9~12g；僵蚕6~9g。

【用法用量】内服，煎汤，常用量6~10g。

【使用注意】血虚有热，阴虚阳亢之头痛禁服。

五、独活（《神农本草经》）

【性味归经】味苦，平。归肾、膀胱经。

【功效与主治】主风寒所击，金疮。止痛，奔豚，痫痓，女子疝瘕。久服轻身耐老。

【临床应用】

(一) 独活临床功用

1. 独活功用认识 祛风胜湿,散寒止痛。治风寒湿痹,腰膝酸痛,手脚挛痛,慢性支气管炎,头痛,齿痛。

独活,《本经》云"一名羌活",将羌活与独活混为一物,故唐以前之本草中有独活而无羌活,至《药性论》羌、独活方始分用。两者皆有祛风胜湿,散寒止痛作用,但羌活气味较烈,其发散力强于独活,偏治上部风湿,直上颠顶,横行肢臂,多用于风寒湿表证或风寒湿痹痛在上半身者;独活气味较淡,其发散力不及羌活,但长于祛湿,偏治下部风湿,疏导腰膝,下行腿足,多用于风寒湿痹痛在下半身者。若羌活与独活相须而用,则发散风湿之功相得益彰。

《本草汇言》:独活,善行血分,祛风湿散寒之药也。凡病风之证,如头项不能俯仰,腰膝不能屈伸,或痹痛难行,麻木不用,皆风与寒所致,暑与湿之所伤也;必用独活之苦辛而温,活动气血,祛散寒邪,故《本草》言能散脚气,化奔豚,疗疝瘕,消痈肿,治贼风百节攻痛,定少阴寒郁头痛,意在此矣。

《汤液本草》:独活,治足少阴伏风,而不治太阳,故两足寒湿痹,不能动止,非此不能治。

2. 独活功用体会 《本草正义》:独活,气味雄烈,芳香四溢,故能宣通百脉,调和经络,通筋骨而利机关,凡寒湿邪之痹于肌肉,着于关节者,非利用此气雄味烈之品,不能直达于经脉骨节之间。

李某,男,26岁。患者恶寒发热,身痛,腰痛,全身骨节疼痛,脉紧。可见伤寒八症,投麻黄汤加味,羌活6g,荆芥穗12g,防风9g。服药后,病身热恶寒已解,腰膝疼痛、下肢疼痛无缓解,投入独活12g,2剂,全身症状除。此患者足太阳、足少阴同病也。

(二) 独活配伍应用

1. 独活配羌活 两药均有祛风散寒、胜湿止痛之功,然羌活善祛上半身之风湿,独活善祛下半身之风湿,常合而用之,相须相助,增强祛风胜湿、通痹止痛作用,又照顾表里上下之病位。用量:独活10~15g;羌活9~12g。

2. 独活配细辛 独活祛肾经伏风而胜湿,细辛散肾经风湿而解表,二药伍用,长于发散肾经风寒,治下肢痹痛,又治少阴头痛。用量:独活10~15g;细辛6~9g。

3. 独活配桑寄生 独活辛香走窜,升中有降,善搜风祛湿,通痹止痛,为风湿痹痛要药,长于治疗下半身痹痛;桑寄生功能祛风湿、补肝肾、壮筋骨,善于治肝肾不足而致下肢痿软无力者,又为补肾养血安胎之佳品。二药配用,补肝肾、壮筋骨,利痹止痛,标本兼治。用量:独活 10~15g;桑寄生 15~30g。

【用法用量】内服煎汤,常用量 10~15g。

【使用注意】阴虚血燥者慎服。

六、蔓荆子(《神农本草经》)

【性味归经】味苦,微寒。归肝、胃、膀胱经。

【功效与主治】主筋骨间寒热痹,拘挛,明目,坚齿,利九窍,去白虫。

【临床应用】

(一) 蔓荆子临床功用

1. 蔓荆子功用认识 疏散风热,清利头目。治风热感冒,正、偏头痛,齿痛,赤眼,目睛内痛,昏暗多泪,湿痹拘挛。《名医别录》(以下简称《别录》):虽加以辛字,而主治风头痛,脑鸣,目泪出,仍是内风升腾之病,用以清降,断非疏散外风之品。

2. 蔓荆子功用体会

(1) 外感、内伤头痛皆可用:临证不但治疗外感风热之头痛,而且治疗阴虚阳亢、虚风升腾之头痛,用之皆取得满意疗效。用量:蔓荆子 9~12g。

(2) 主头面,诸风痰:前古曰:蔓荆子通利九窍,活动关节,明目坚齿,祛除风寒风热之邪。其辛温轻散,浮而上行,故主头面虚风诸症。

(二) 蔓荆子配伍应用

1. 蔓荆子配川芎 蔓荆子、川芎皆为治头痛常用之品,蔓荆子善治风热之头痛,川芎善于活血行气、祛风止痛。二药伍用,可用于多种头痛。用量:蔓荆子 9~12g,川芎 9~15g。

2. 蔓荆子配连翘 蔓荆子气升而散,轻浮上行,散风热,清肝明目,通窍止痛;连翘轻清而浮,散肺热,清心火。二药伍用,其功益彰。用量:蔓荆子 9~12g;连翘 12~15g。

【用法用量】内服煎汤,常用量 9~15g。

【使用注意】胃虚者慎服。

七、细辛(《神农本草经》)

【性味归经】味辛,温。归肺、肾经。

【功效与主治】主咳逆,头痛脑动,百节拘挛,风湿痹痛,死肌。久服明目,利九窍,轻身长年。

【临床应用】

(一)细辛临床功用

1. 细辛功用认识　祛风,散寒,行水,开窍。治风冷头痛,鼻渊,齿痛,痰饮咳逆,风湿痹痛。

2. 细辛功用体会　李杲:"细辛,治邪在里之表,故仲景少阴证用麻黄附子细辛汤。"

喻昌:脉沉为在里,证见少阴,不当复有外热,若发热者,乃是少阴之表邪,即当行表散之法也。但三阴之表法与三阳迥异,三阴必以温经之药为表,而少阴尤为紧关,故麻黄与附子合用,俾外邪出而真阳不出,才是少阴表法之正也。

《本草汇言》:细辛,佐姜、桂能驱脏腑之寒,佐附子能散诸疾之冷,佐独活能除少阴头痛,佐荆、防能散诸经之风,佐芩、连、菊、薄又能治风火齿痛而散解诸郁热最验也。

《药品化义》:(细辛)若寒邪入里而在阴经者,以此从内托出,佐九味羌活汤,发散寒邪快捷。

(1) 细辛妙用有奇效:现在不少医生用细辛大都剂量偏小,不会佐以他药用之。这是因为有"细辛不过钱"的说法。

《本草别说》:"细辛,若单用末,不可过半钱匕,多即气闷塞,不通者死。"宋代医家陈承这种说法,流传很广,影响很大,使得很多医生不敢据证大剂量使用细辛,严重影响了细辛功效的正常发挥,大大降低了临床疗效。

《神农本草经》是将细辛列为上品的,对一般常用而且相对安全的药都列为上品,轻身长年。在麻黄附子细辛汤中细辛用二两,小青龙汤中细辛用三两,以李时珍一两合现代三钱算,在方中就是 6~9g,而且陈承在《本草别说》讲的细辛是单用末,不是加入汤方中煎。

现代药理实验:细辛的有效成分是甲基丁香酚,有毒成分挥发油是黄樟醚,在煎剂中用细辛,黄樟醚比甲基丁香酚容易挥发,因此在汤剂煎煮时,随着时间延长,黄樟醚含量会明显降低,本人在临床中细辛配伍常用 6~15g 及以上,是非常安全而有效的,煎煮多在 40 分钟,而且煎药锅盖揭开,使挥发油降低。用量:细辛 6~12g。

(2) **细辛祛风寒风湿、痰饮头痛**:《本草纲目》:细辛,辛温能散,故诸风寒风湿头痛,痰饮,胸中滞气,惊痫者,宜用之。细辛芳香最烈,善开结气,且能上达颠顶,通利耳目,旁达百骸。临证常用主治外感,内伤头痛,胸痛,肢体关节痛及痰饮、咳喘。

(二) 细辛配伍应用

1. **细辛配黄连**　细辛升散走上,祛风止痛;黄连苦寒,清热解毒,治心胃之火。二药配伍,以细辛之升散,引黄连直达病所,泻火、消炎止痛之功多用于牙痛。用量:细辛 3~12g;黄连 6~15g。

2. **细辛配川芎**　细辛辛温浓烈香窜,能入肺肾,通达全身阳气,外而解表有祛风寒之功,内有温肺化痰之效;川芎辛散温通,上行头目,下达血海。二药伍用,增强上疏、旁达、下通之力。用量:细辛 3~12g;川芎 9~15g。

3. **细辛配独活**　细辛气盛而味烈,外散风邪,治头面诸风百疾,内引少阴之寒达于肌表;独活辛香走窜,苦温燥湿散寒,善行血分。二药伍用,增强祛风散寒除湿,通痹止痛之力。用量:细辛 3~12g;独活 9~15g。

【用法用量】细辛煎服,常用量 6~12g。

【使用注意】细辛辛散力强,有耗正气,气虚多汗、血虚头痛、阴虚咳嗽等忌服。

八、风药补益

麻黄主发汗,为散寒攻邪之品。羌活主散邪,为行气疏经之品。紫苏主发表,为除寒退热之品。薄荷主疏风,为清阳导滞之品。柴胡主解肌,为清胃止渴之品。升麻主升发,为开提清气之品。白芷主达表,为走窍宣毒之品。防风主表邪,为散肝行气之品。荆芥主疏气,为搜肝凉血之品。前胡主清热,为开痰下气之品。独活主除湿,为行血舒筋之品。蔓荆主散气,为清肝去障之品。灵仙主疏经,为通气活血之品。细辛主祛邪,为利窍攻寒之品。香薷主清暑,为除烦导水之品。生姜主走表,为祛邪益脾之品。葱头主通窍,为彻寒逐邪之品。(《药品化义》)

第二章　湿　药

一、白术(附:苍术)(《神农本草经》)

术,来自菊科植物术的根茎。神农之"术",不分苍术、白术。张仲景在《伤寒论》方中,皆用白术(野生),至陶弘景《名医别录》记载则分为苍术、白术。野生白术尤为珍贵。后世记载的白术多为栽培品,功与野生者已有所区别。

本书除了叙述仲景所用的白术(野生)功能主治外,还将苍术与白术(栽培)的功能主治及临证应用分别叙述。

【性味归经】味苦、甘,温。归心、脾、胃、三焦经。

【功效与主治】主风寒湿痹,死肌,痉,疸。止汗,除热,消食,作煎饵久服轻身延年,不饥。

【临床应用】

(一) 白术临床功用

1. 白术功用认识　白术可升可降,阳中阴也,无毒。补脾,益胃,燥湿,和中。治脾胃气弱,不思饮食,倦怠少气,虚胀,泄泻,痰饮,水肿,黄疸,湿痹,小便不利,头晕,自汗,胎气不安。

《汤液本草》:和中益气,利腰脐间血,除胃中热,去诸经之湿及皮间风,止汗,消痞补胃,通水道。上而皮毛,中而心胃,下而腰脐。在气主气,在血主血。

2. 白术功用体会

(1) 治痞满呕泄,理中汤(丸): 仲景在《伤寒论》霍乱病篇,治疗脾胃虚寒证,自利不渴,呕吐腹痛,腹满不食及中寒霍乱,应用理中丸温补中焦。方中干姜温运中焦,以散寒邪;人参补气健脾,协助干姜以振奋脾阳;佐以白术健脾燥湿,促使脾阳健运;使以炙甘草调和诸药,而兼补脾和中。用量:白术 12~15g。

(2) 治风湿相搏,白术附子汤:《金匮要略》痉湿暍病篇曰:"伤寒八九日,风湿相搏,身体疼烦……若大便坚,小便自利者,去桂加白术汤主之。"以汗出遇风,表闭汗回,流溢经络关节,营卫郁阻,是以疼烦。

若小便不利,此应桂枝加附子,暖水达木,以通水道。今大便坚,小便自利,则湿在表而不在里。而水道过通,恐亡津液,故去桂枝之疏泄,加白术以补津液也。(《长沙药解》)用量:白术 6~12g。

(3) 治里水,越婢加术汤:《金匮要略》水气病篇曰:"里水者,一身面目黄肿,其脉沉,小便不利,故令病水。假如小便自利,此亡津液,故令渴也。越婢加术汤主之。"

以皮毛外闭,湿气在经,郁生湿热,则一身面目浮肿,若小便不利,此应表里渗泻,以祛湿热。今小便自利而渴,则湿兼在表,而不单在里。便利亡津,是以发渴。甘草、生姜、大枣补土和中,麻黄、石膏泻经络之湿热,白术补脏腑之津液。用量:白术 12~15g。

(4) 妊娠养胎,白术散:《金匮要略》妇人妊娠病篇曰:"妊娠养胎,白术散主之。"《长沙药解》:"妊娠养胎。以胎妊之病,水寒土湿,木气郁结而克脾土,则脾困不能养胎。"

养胎不惟在血,而胎系于肾,养之又在于胃,所以补其肾,调其胃;补肾固其精,调胃和其中也。用术调胃;蜀椒开痹,痹则阳精至;牡蛎治崩,崩止则阴精固;川芎入血海,运动胎血,破旧生新。用量:白术 9~12g。

临证善用二术,即白术与苍术,并列通用方之中。苍术、白术补脾燥湿,功用相同,白术补性多,所以,现代临床中药学把白术列为补益类药,苍术之治多散寒湿,所以列为芳香化湿类药。

本人用白术常用其健脾益气,燥湿利水,多用于神疲乏力,食少,腹胀,气短汗出;水饮内停,小便不利,周身浮肿等。另外,大量生白术可以治疗便秘,仿"枳术丸"之意,生白术用量宜大。

(二) 白术配伍应用

1. 白术配伏龙肝　白术甘苦而温,补气健脾,具有甘缓温通、苦燥之性;伏龙肝辛温,入脾胃经温中止呕,具有温中收涩摄血之性。二药相伍,白术主补,伏龙肝主收,相须为用,共奏温中健脾、摄血之力,多用于脾失统血,胃及十二指肠溃疡所致便血,妇人崩漏,小儿腹泻,纳呆,呕吐等症。用量:白术 15~24g;伏龙肝 30~48g。

2. 白术配黄芪、防风　白术补脾益气,有敛汗之效,配伍黄芪以补脾助气血之源,使气充血旺,则卫表得固而汗可止;佐以防风走表而祛风邪,合黄芪益气散邪;且黄芪得防风,固表而不留邪,三药共奏益气固表止汗之效。三药合方为玉屏风散,常用于防治表虚易感风邪,治疗气虚自汗、脾虚气短乏力等症。用量:白术 9~12g;黄芪 15~30g;防风 9~12g。

3. 白术配泽泻 白术健脾燥湿,以化饮邪,有崇土制水之妙;泽泻利水渗湿,领水饮之气下走。二药相伍,共奏健脾利水之效,使既生的饮邪得以渗利,脾旺又可防水湿内停。二药见于《金匮要略》泽泻汤,"心下有支饮,其人苦冒眩,泽泻汤主之"。多用于饮邪上蒙于心,心阳被遏,不能上会于颠,见于头晕目眩,临证常治疗水气上冲之眩晕,天旋地转不敢行走,伴有严重恶心呕吐,配伍吴茱萸汤效果更好;还常用于高血压阴虚阳亢,头痛、头晕伴有头重如裹,配伍镇肝熄风汤,临证均取得显著疗效。用量:白术 6~9g;泽泻 24~30g。

4. 白术配枳实 白术健脾祛湿,助脾运化;枳实行气化滞,消痞除满。白术用量倍于枳实,乃补重于消,寓消于补之中。二药相伍,一升清,一降浊,脾胃调和,正合"脾宜升则健,胃宜降则和"之理,脾健和消,诸症自除。临证凡脾胃虚弱,饮食停积,便秘、腹胀用之,效如桴鼓。用量:白术 6~12g;枳实 6~9g。

【用法用量】白术煎服,常用量 9~15g。便秘用生白术 30~60g。

【使用注意】阴虚内热,津液亏损者慎服。

附:苍术

苍术为菊科多年生草本植物茅苍术或北苍术的干燥根茎。本人临证应用的苍术均为野生苍术,较栽培的有效成分含量高,效果高于栽培者。

【性味归经】辛、苦,温。归脾、胃经。

【功效与主治】健脾,燥湿,解郁,辟秽。治湿盛困脾,倦怠嗜卧。脘腹胀满,食欲不振,呕吐,泄泻,痢疾,疟疾,痰饮,水肿,时气感冒,风寒湿痹,足痿,夜盲。

【临床应用】

1. 苍术功用认识 苍术温,辛烈,能升发胃中阳气,上行雄壮之气,能除湿,下安太阴,使邪气不入脾,止吐泻。经米泔浸洗、火炒,能出汗,散风寒湿,为治痿要药。因阳明虚则宗筋弛纵,带脉不引,故痿躄。善治湿郁,仿丹溪"越鞠丸"之意。

2. 苍术功用体会 苍术、白术补脾燥湿,功用皆同。苍术走而不守善行,唯专发汗之能;其消食纳谷,止呕止泻亦同白术,而泄水开郁,苍术独长;白术守而不走善补,且有敛汗之效。

本人用苍术(野生)常用其燥湿健脾,散寒止泻,多用于脾寒泄泻、腹胀、腹内冷痛。用量:苍术 12~15g。

苍术治湿,总解诸郁。朱丹溪:"苍术治湿,上、中、下皆有可用。又能总解诸郁,痰、火、湿、食、气、血六郁,皆因传化失常,不得升降,病在中焦,故药必兼升降,将欲升之,必先降之,将欲降之,必先升之,故苍术为足阳明经药,气味辛烈,强胃强脾,发谷之气,能径入诸经,疏泄阳明之湿,通行敛涩。"

苍术,气味雄厚,较白术愈猛,能彻上彻下,燥湿而宣化痰饮,芳香辟秽,胜四时不正之气;故时疫之病多用之。凡湿困脾阳,倦怠嗜卧,肢体酸软,胸膈满闷,甚至腜胀而舌浊厚腻者,非茅术芳香猛烈,不能开泄,而痰饮弥漫,亦非此不化。湿温病寒热头胀如裹,或胸痞呕恶,皆须茅术、藿香、佩兰叶等香燥醒脾,其应如响。(《本草正义》)用量:苍术 12~15g。

【用法用量】苍术煎服,常用量9~15g。

【使用注意】本品辛香燥烈,阴虚内热、气虚多汗者忌服。

二、防己(《神农本草经》)

为防己科植物,又名粉防己、木防己。汉防己为异叶马兜铃的根,味苦有小毒。本文主要介绍《金匮要略》中,木防己汤中的木防己。

【性味归经】味辛,平。归膀胱、脾、肾经。

【功效与主治】主风寒温疟热气,诸痫,除邪,利大小便。

【临床应用】

(一)防己临床功用

1. **防己功用认识** 行水,泻下焦湿热,治水肿臌胀,湿热脚气,手足挛痛,癣疥疮肿。

2. **防己功用体会** 《长沙药解》:汉防己泄经络之湿淫,木防己泄脏腑之水邪,凡痰饮内停湿邪外郁,皮肤黑黄,膀胱热涩,手足挛急,关节肿痛之症,悉宜防己。

防己黄芪汤,治风湿脉浮身重,汗出恶风,以汗出当风,开其皮毛,汗液郁遏,不得外泄,浸淫经络,是谓风湿,病在经络,是以脉浮;湿性沉着,是以身重;风性疏泄是以汗出恶风。术、甘燥土而补中,黄芪益卫以发表,防己泻腠理之湿邪也。

书中主治证可以有汗,也可以无汗,汗不是本证主要标志,身重、身肿是主要标志,因为水湿在肌肤,湿重而困于脾,脾主肌肉四肢,因此身肿;有汗出而肿不退,说明水湿不能归于正常通道,停留泛溢于肌肤。

防己黄芪汤中，防己、黄芪，虽然是以防己为主药，但是不能离开黄芪、白术，因为现在患者汗出恶风而身重，说明是卫气虚，但无寒，而防己可以祛风湿，特别是肌肤之间的风湿，但是防己的特点是离开黄芪、白术、甘草益气健脾，水就行不出来。

《本草正义》：防己，昔人谓其散风者，似轻能外达言之，实则疏泄而清利湿热，是其专职，颇与木通之体作用相近，则专治湿热有余，二便不利，而实非风家主药……古今主治，无不从湿热二字着想。用量：防己 12~15g。

防己黄芪汤治疗风水、风湿，《金匮要略》："风湿、脉浮，身重，汗出恶风者，防己黄芪汤主之。"

临证中凡遇到风水、风湿，症见身重，汗出恶风，小便不利，舌淡苔白，脉浮，以风湿在表而见肢体重着麻木者，用之多效如桴鼓。

本证乃表虚卫气不固，外受风湿，邪郁肌表、经络所致。治宜益气祛风，健脾利水。

（二）防己配伍应用

1. 防己配滑石　防己祛风胜湿，滑石清利湿热，二药伍用，善治痹痛，湿热偏胜者，若配薏苡仁、蚕沙即为宣痹汤。用量：防己 12~15g；滑石 12~15g。

2. 防己配茯苓　两药均有利水渗湿作用，二者伍用，治水湿停蓄，四肢肿甚，按之没指之皮水证，方如防己茯苓汤。用量：防己 12~15g；茯苓 15~30g。

【用法用量】内服，煎汤 10~15g。

【使用注意】阴虚而湿热者慎服。

三、萆薢（《神农本草经》）

【性味归经】味苦，平。归肝、胃、膀胱经。

【功效与主治】主腰背痛，强骨节，风寒湿周痹，恶疮不瘳，热气。

【临床应用】

（一）萆薢临床功用

1. 萆薢功用认识　祛风，利湿。治风湿顽痹，腰膝疼痛，小便不利，淋浊，遗精，湿热疮毒。

2. 萆薢功用体会　《本草通玄》：萆薢，胃与肝药也。搜风祛湿，补肾强筋，主白浊茎中痛，阴痿失溺，恶疮，入肝搜风，故能理风与筋之病。

《本草思辨录》：风寒湿之在腰背骨节而痛强者，阴不化也。以萆薢达之而阴化。风寒湿之为阴痿、为失溺,为老人五缓者,阳不伸也,以萆薢导之而阳伸。后世以萆薢为分清浊之剂。用量:萆薢 12~15g。

治疗痛风用萆薢:萆薢淡薄,长于渗湿,利湿浊,治疗痛风、降低尿酸首选萆薢,常与土茯苓、威灵仙、秦艽、虎杖、防己配合,疗效更佳。

(二) 萆薢配伍应用

1. 萆薢配菖蒲　萆薢长于利湿分清,为治小便混浊要药;石菖蒲化湿通窍。二药伍用,分清化浊之功益。用量:萆薢 12~15g;菖蒲 9~12g。

2. 萆薢与威灵仙　萆薢与威灵仙,两药相配,加强除湿通络止痛之功,用于风湿寒痹,关节疼痛不利者。用量:萆薢 12~15g;威灵仙 12~15g。

3. 萆薢配牛膝　萆薢祛风湿除痹,牛膝善补肝肾强筋,二药相伍,有祛风湿、强筋骨止痹痛之功,可用于湿痹疼痛,酸软无力。用量:萆薢 12~15g;牛膝 12~15g。

【用法用量】内服,煎汤 10~15g。

【使用注意】阴亏肾虚者慎服。

四、湿药补益

苍术主燥湿,为散邪平胃之品。萆薢主渗湿,为去浊分清之品。防己主除湿,为清热通滞之品。(《药品化义》)

第三章 寒 药

一、桂枝(《神农本草经》)

【性味归经】味辛,温。归膀胱、心、肺经。

【功效与主治】主上气咳逆,结气,喉痹,吐吸。利关节,补中益气。久服通神,轻身不老。

【临床应用】

(一) 桂枝临床功用

1. 桂枝功用认识

(1) **和营**:桂枝味辛,气薄走窜发泄,上行而发表入阳分,凡在表之阳壅而阴不和者,皆可治也。如桂枝汤,为其首功。桂枝治疗外感病,用于风寒表实,配伍麻黄汤中;用于风寒表虚配伍芍药;用于虚人外感,桂枝加附子汤;用于"太阳病,项背强几几,反汗出恶风者,桂枝加葛根汤主之"等等,施之最广。

(2) **通阳**:心为众阳之主,体阴用阳,其阳之依阴,寒则深藏隐伏,暖则卓跃飞腾。《伤寒论》第64条:"发汗过多,其人叉手自冒心,心下悸,欲得按者,桂枝甘草汤主之。"患者感受风寒,汗之不得法,损伤心阳,则悸而烦,起卧不安,于是以桂枝引其归路,而率龙骨牡蛎介属潜之也。

(3) **利水**:水气不化之因甚多,当审其何因,观其所用何药,而后药之功能可见也。凡小便不利,或有水肿,其病机由热阻,或由血阻,皆不用桂枝。例如《伤寒论》第223条:"若脉浮发热,渴欲饮水,小便不利者,猪苓汤主之。"其病机是少阴阴虚,水热互结,不用桂枝。再如《金匮要略》妇人杂病篇曰:"妇人少腹满如敦状,小便微难而不渴,生后者,此为水与血并结在血室也,大黄甘遂汤主之。"即大黄四两,甘遂二两,阿胶二两,上三味,以水三升,煮取一升,顿服之,其血当下。

"小便微难而不渴",少腹满,小便自利,这是血瘀,这里讲小便微难,不是说小便绝对不利、整个停水,"而不渴"是有些停水,妇人生产后,小便微难,提示产后有瘀血,在血室既有水阻又有血阻,故用大黄甘遂汤,方中大黄祛瘀,甘遂下水,阿胶用于妇产血虚,养正亦利下血。故此,表现"小便微难而不渴",这是水与血结于血室,也不用桂枝。

什么情况下用桂枝利水呢? 水为寒结而不化,故用以之,使率利水之剂以下降耳。是故水气不行用桂枝者,多兼表证及悸、上气等候。用其和营通阳下气,非用利水也。

五苓散证病机是外寒内饮。泽泻,猪苓,茯苓,白术,在众多利水剂中加入桂枝,化气通阳兼解表,"于阴中宣阳,导引之功也"。方中泽泻得猪、茯二苓利水,功倍小便利;白术借桂上升,通阳效捷;气腾津化渴自止;膀胱气化,赖阳气蒸腾佐桂枝,通阳化气,以助利水。

(4) 下气:桂枝的另一个重要功效是平冲降逆。《伤寒论》第 65 条曰:"发汗后,其人脐下悸者,欲作奔豚,茯苓桂枝甘草大枣汤主之。"奔豚证是气从少腹上冲咽喉,憋闷欲死。桂枝下气,治气上冲,配甘草辛甘合化,温通心阳,茯苓半斤治悸烦,利小便。大枣伍甘草,培土健脾,以利水气。全方共奏补心阳、利水气、平冲降逆之功。还可以用于治疗慢性胃炎、胆汁反流性胃炎的嗳气、呃逆等症。

另外,苓桂术甘汤治疗外寒内饮,头晕目眩,短气,小便不利,气上冲胸,得桂枝宣化解表、降冲,得汗出、小便利则病愈。

(5) 化瘀:桂枝色赤入血,辛能散结,使气分之结散,如桃核承气汤的太阳阳明合病,"太阳病不解,热结膀胱,其人如狂"。桂枝能散去膀胱部位的瘀血,"血自下,下者愈",桂枝配合桃仁,祛瘀力量增加,瘀血祛,病自然而愈。另外,晦恶之气往上冲,则其人如狂,桂枝降冲气,使神志清晰。

2. 桂枝功用体会 桂枝为临床常用药,历代医家多记载。唯《本经疏证》论述最为详实,其功有六:和营、通阳、利水、下气、行瘀、补中。作者临证体会颇深,现分述如下。

桂枝药用不仅主上气咳逆、结气等,还能利关节、补中益气,是一种攻补兼用之品。

(1) 桂枝汤调和营卫、解肌发汗:桂枝味辛甘,解肌发汗,调和营卫,"散风寒,逐表邪,发邪汗"。经曰:辛甘发散为阳,用治风伤卫气,自汗发热,此仲景桂枝汤意也。

"桂枝发汗之药也,有汗宜止,无汗宜发"。临证应用桂枝汤加减,调和营卫治疗汗出不止、无汗证,效如桴鼓。

(2) **大汗淋漓不止证治**：《伤寒论》第 53 条："病常自汗出者,此为荣气和。荣气和者,外不谐,以卫气不共荣气和谐故尔。以荣行脉中,卫行脉外,复发其汗,荣卫和则愈,宜桂枝汤。"

卫自出于脉外,营自行脉内。卫失去营就不固,就要出汗。营失去卫也不守,也就是由里头往外分泌体液,分泌津液,所以常汗出。用量:桂枝 9~12g。

王某,女,47 岁,大汗淋漓不止一月余,诸法治之罔效,脉浮缓无力,投桂枝汤去芍药加黄芪 60g,炙附子 9g,2 剂。其病机是阴盛格阳于外,虚阳浮越,外溢汗出,火不归位,黄芪可使阳气回位黄庭(脾中),佐加附子增加效果,使离火归位,药后汗止病愈。

(3) **发热、无汗证治**：《伤寒论》第 54 条:病人脏无他病,时发热,自汗出,而不愈者,此卫气不和也。先其时发汗则愈,宜桂枝汤。定时发热自汗,经久不愈者,此卫气不和也,这是营偏虚,卫气强。时发热就是定时发热,汗出不愈就需要发热前两小时服桂枝汤,出一身汗,则热退,汗出而愈。用量:桂枝 9~12g。

张某,男,60 岁。患者盛夏偶感风寒,身穿厚衣仍无汗,伴有恶风、恶寒而衄,身痛,脉浮略紧,舌苔薄白。证属风寒外束,表阳内闭,营卫不和。桂枝汤芍药增量,因为"阳加于阴谓之汗"。方中桂枝、甘草辛甘化阳;芍药、甘草酸甘化阴。故以桂枝汤调畅营卫,加黄芪 60g 鼓舞卫阳,再喝热稀粥,盖被,则汗出衄止。

(4) **解肌祛风治高热**：《伤寒论》第 12 条:"太阳中风,阳浮而阴弱,阳浮者,热自发,阴弱者,汗自出,啬啬恶寒,淅淅恶风,翕翕发热,鼻鸣干呕者,桂枝汤主之。"

《伤寒论》方后注:上五味,㕮咀三味,以水七升,微火煮取三升,去滓,适寒温,服一升。服已须臾,啜热稀粥一升余,以助药力,温覆令一时许,遍身漐漐,微似有汗者益佳。服此桂枝汤,药后啜热稀粥,盖被取汗,汗出热退而愈。用量:桂枝 9~12g。

李某,男,3 岁。持续高热 3 天不退,西医治无效,伴汗出恶风,脉浮缓,苔薄白,证属太阳中风表虚证,治以解肌祛风、调和营卫,桂枝汤原方,药后啜热稀粥,盖被取汗,1 剂热退,身凉病愈。

(5) **和解少阳,通阳泻热,治谵语**：《伤寒论》第 64 条:"发汗过多,其人叉手自冒心,心下悸,欲得按者,桂枝甘草汤主之。"用量:桂枝 12~15g。

王某,女,58 岁,患者感冒 1 周,治疗不当,误投下药,自觉微恶寒,口苦咽干,胸胁满闷,心悸而烦,惊惕恐惧,谵语,脉沉弦苔薄白,证属表邪未罢,邪入少阳,弥漫三焦,心神逆乱,治以解表和解少阳,通阳泄热,重镇安神,方以桂枝甘草汤、柴胡加龙骨牡蛎汤化裁:柴胡 15g,龙骨^{先下}20g,黄芩 15g,生晒参^{先下}9g,

桂枝 15g,茯苓 15g,炙甘草 6g,半夏 12g,牡蛎^{先下}15g,生姜 9g,大枣 15g,苍术 12g,枣仁 15g,凌霄花 15g。4 剂。水煎服,日 2 次。二诊:药后诸症改善,效不更方,14 剂而愈。

(6) 结气喉痹:治疗三焦之气不行,气结于喉而致喉痹,咽喉肿痛,吞咽、呼吸不利,局部有塞滞感。热毒壅滞于喉除外。

(7) 吐吸:治疗吸浅而未归根之吐吸。

(8) 利关节:用药须究其体用,桂枝色赤,条理纵横,宛如经脉系统。色赤属心,纵横通脉络,故能利关节,温经通脉,此其体也。桂枝其气味俱薄,专行上部肩臂,能领药至痛处,以除肢间痰凝血滞,确有神效。用量:桂枝 9~12g。

(9) 通阳行气、活血、豁痰破结治胸痹:《金匮要略·胸痹心痛短气病脉证治》曰:"心中痞,诸逆心悬痛,桂枝生姜枳实汤主之。""心中痞"即心前区憋闷;"诸逆"即气逆或呕逆,冲逆等。"心悬痛"即心绞痛如悬,相当于冠心病心绞痛之表现。用桂枝生姜枳实汤治疗。桂枝通阳和营,利关节,可谓镇痛药,"心悬痛"应用桂枝,表证散寒止痛亦可用桂枝。作者临证治疗冠心病心肌供血不足、心肌病、心律不齐等均采用桂枝生姜枳实汤、瓜蒌薤白半夏汤、炙甘草汤随证化裁。方中桂枝温通心阳,通血脉,走经络而达营郁,舒筋脉之急挛;通络而开痹涩。(《长沙药解》)用量:桂枝 9~12g。

陈某,男,67 岁。心前憋闷疼痛 1 月余。经西医治疗无效,慕名从唐山市于 2021 年 12 月 16 日来承德就诊。该患 2 个月前,突然心前区刺痛难忍,动则气短,经心脏血管造影示心脏三支血管狭窄达 90%、80%、60%。彩超检查:双颈动脉狭窄 50%,双基底动脉有缺血灶。血液生化:血脂增加,血黏度增高,血肌酸激酶增高。曾去北京某医院就诊,因不能做心脏支架置入术,需要行搭桥手术治疗,患者拒绝,来承德市求余诊治。刻下:心中憋闷疼痛难忍,伴左上肢酸沉麻木,善太息,稍微活动则气短乏力,大便干,腹胀。左寸沉弦无力,关尺沉细,右寸沉细无力,关脉软,舌尖红,苔薄黄,舌下脉络青紫增粗。证属气虚血瘀,心包气郁,痰浊痹阻胸阳,治以通阳行气,豁痰破结,益气活血止痛,方用《金匮要略》桂枝生姜枳实汤、瓜蒌薤白半夏汤、旋覆花汤加减化裁:生晒参^{先下}9g,生白术 20g,瓜蒌 20g,薤白 12g,桂枝 12g,枳实 15g,清半夏 12g,生黄芪 30g,当归 12g,厚朴 12g,北柴胡 12g,旋覆花 9g,红花 9g,川芎 12g,降香 12g,炙甘草 9g,凌霄花 15g,葱白 4 节。8 剂,水煎服,日 2 次。

二诊:2021 年 12 月 24 日,患者服药后,心中憋闷明显减轻,未发生心绞痛,乏力气短改善。面色转红润。患者增加了中药保守治疗信心。上方加水蛭^{冲服}4g、葛根^{先下}24g。26 剂。

三诊：2022 年 1 月 20 日，心中憋闷、疼痛均消失，二便饮食正常，上方减柴胡、降香，加石菖蒲 6g、生牡蛎^{先下}15g、夏枯草 10g，软坚散结，上方随症加减治疗 3 个月。血脂、血黏度、肌酸激酶恢复正常，诸症消失。恢复正常生活。

该病治疗主要特点，采用桂枝、葱白通阳破结，在桂枝生姜枳实汤、瓜蒌薤白半夏汤基础上，重用《金匮》的旋覆花汤，方中旋覆花、葱白、新绛均是下气破结止痛药。因新绛市场未有售，用凌霄花代替，凌霄花散肝血活心血，活心包之血，是治心痛首选药，应用葱白通胸阳，并加入石菖蒲引诸药入心经发挥作用。

(10) 补中：凡中气之虚，有自馁而成者，有为他脏克制而成者。自馁者参术芪草所主。惟土为木所困，因气弱而血滞，因血滞而气愈弱者，必通血而气始调，气即调而渐能旺。

"伤寒，阳脉涩，阴脉弦，法当腹中急痛，先与小建中汤。"（《伤寒论》）"阳脉涩，阴脉弦"就是中虚有寒而滞，中虚脾失健运，运化失职，气血不足，气虚推血无力则血滞，血行受阻亦可见涩脉，"血滞而气愈弱"，方用小建中汤。小建中汤由桂枝汤组成，其中芍药加倍用六两治腹挛痛，加胶饴一升，甘温补虚缓解腹痛，气旺血调痛自愈。

（二）桂枝配伍应用

1. 桂枝配甘草　桂枝辛甘温，温通经脉，甘草甘平，气薄味厚，补中益气，桂得草，辛通作用加强，草得桂，益气更显。两药相伍，通阳化气，补心气。如桂枝甘草汤，桂枝四两，倍于炙甘草用量二两，顿服，急复心阳，治"心下悸，叉手自冒心"。若气阴两虚，见"心动悸，脉结代"，方用炙甘草汤，甘草用量大于桂枝，加配人参、生地、阿胶补气滋阴。用量：桂枝 12~15g；甘草 6~9g。

2. 桂枝配白芍　桂枝辛散温通，外行走表，专散肌表风寒，通阳气而入卫祛邪，入血分善于通心阳，有温阳通行止痛之功；白芍酸涩收敛，苦凉泄热，入肝经血分，化阴补血，和营敛阴，缓急止痛，入脾经阴分，滋养胃阴。二药相配，外证得之解肌调营卫；内证得之和阴阳。多用于外感风寒，身热汗出，或脾胃不和诸症。用量：桂枝 12~15g；白芍 12~15g。

3. 桂枝配石膏　桂枝辛甘而温，透达营卫，解肌发汗，偏治太阳中风表证；石膏辛甘大寒，清热泻火，又有透表解肌之力，偏治气分实热。两药相伍，一温一寒，表里同治，既能辛散温通，解肌祛风，又能宣通清热，清里彻表，表

里双解。临证热痹,本人多采用白虎汤加桂枝加减,疗效显著。用量:桂枝
9~12g;石膏 30~45g。

【用法用量】桂枝,煎服,常用量:9~36g。"其人叉手自冒心,心下悸",仿
桂枝汤中桂枝四两,顿服。通阳化气量宜小,6~12g。

【使用注意】热病高热,阴虚火旺及血热妄行禁服;热阻,血阻之小便不利
忌用;"桂枝下咽,阳盛则毙",桂枝为温热发汗之剂,夫热盛阴弱,复与温热以
发汗,是为重热,阴弱不亡而何。

二、干姜(附:生姜、炮姜)(《神农本草经》)

【性味归经】味辛,温。归脾、胃、肺经。

【功效与主治】主胸满,咳逆上气。温中,止血,出汗,逐风湿痹,肠澼下利。
生者尤良。久服去臭气,通神明。

【临床应用】

(一) 干姜临床功用

1. 干姜功用认识　干姜入脾胃经,温中散寒,回阳通脉,主治脘腹冷痛,
呕吐泄泻;入肺经温肺化饮,下冲逆而平咳喘,治痰饮,咳逆胸满;回阳通脉,佐
附子回阳救逆,治疗大汗淋漓,四肢厥冷,阳气欲脱;暖血温经,止血,治疗女子
经行腹痛,陷漏紫黑,胞宫寒凝腹痛;止鼻衄,唾血,崩漏。

温脾利湿治泄泻:温中散寒,温肺化痰,回阳通脉,主治脘腹冷痛,呕吐泄
泻。寒饮喘咳,脾胃虚寒。

《药品化义》:"干姜干久,体质收束,气则走泄,味则含蓄,比生姜辛热过
之,所以止而不行,专散里寒。"用量:干姜 9~12g。

4 月 24 日,突然接到前一天刚看完的一个乳腺癌伴胸腔积液、肺广泛转
移的患者赵某电话,述昨天在外吃火锅不慎,突然腹泻不止,气短乏力,等不到
我下次出诊。余遂电话询问其病情开方,干姜 9g,苍术 12g,茯苓 15g,炙甘草
9g,砂仁 6g,车前子 15g。2 剂,水煎服。患者再次就诊时自述,服半剂泻止,2
剂而愈。

按:本案旨在干姜温阳健脾,重用甘草,甘缓不利于排水,使大便次数减
少,加之车前子利小便实大便,相反相成,泻止病愈。

2. 干姜功用体会

(1) 解表祛饮:干姜,干则味辛,炮则味苦。气温大热,气味厚多,半浮半沉,

阳中阴也,干辛专窜而不收,堪治表,解散风寒湿痹,鼻塞头痛,表证肺寒咳嗽,见于小青龙汤,治疗外寒内饮。麻、桂发散风寒;干姜配细辛,温化寒饮,干姜主要温脾阳、暖肺气,细辛入少阴经,祛在里、在下的寒水之痰,加上半夏降逆祛痰,复感顽疾、宿疾可除。用量:干姜9~12g。

(2) 治太阳病下后复汗,致阳虚、烦躁:"治太阳伤寒,下后复汗,昼日烦躁不得眠,夜而安静,不呕不渴,脉沉,无表证,身无大热者。以火土俱败,寒水下旺,微阳拔根,不得宁宇。"(《长沙药解》)

此证是伤寒汗后未解,用下法仍未愈,再次发汗所致的阳虚烦躁证。患者表现"昼日烦躁不得眠,夜而安静"。这是阴证的烦躁,几乎到了"阴阳离决"状态。烦躁最厉害莫不过栀子豉汤证"虚烦不得眠",其证是昼夜烦躁,而本证则是"夜而安静",故为阴证。仲景《伤寒论》第61条:"……不呕,不渴,无表证,脉沉微,身无大热者,干姜附子汤主之。"表述这些不同症状,就是教你如何辨证。不呕,不是少阳证;不渴,无里热;无表证,脉沉微,身无大热这是纯阴证,有时外边带点虚热。除了这些,就是误下复发汗,所致的阳虚阴寒、虚阳外越的烦躁证,应急予回阳除烦,干姜偏主寒饮上逆,而附子偏主寒饮下迫,二药合用则温彻上下,为温中逐寒重剂。本方即四逆汤去甘草,而且是顿服,用量较重。本方用于太阴里虚寒,里阴证而烦躁不宁,多属极虚寒的险恶证候。用量:干姜6~9g。

(3) 治厥阴病,和中降逆消痞:少阳病下后,心下痞满,呕而肠鸣,而致厥阴病之上热下寒,脾胃升降失常,寒热错杂,互结中焦。此方证是用苦寒泻下之剂治疗表证,伤了胸中之阳,邪气乘虚入里致"心下痞满"。治以半夏泻心汤,方中干姜、半夏辛热以治寒,黄芩、黄连苦寒以泻热,参、草、枣以和中,邪与痰饮相结,需用辛散药,呕而气逆,需用苦降药。即"辛开苦降"治心下痞。用量:干姜6~9g。

(4) 健脾温肺化饮治顽痰久咳:《灵枢·邪气脏腑病形》篇曰:"形寒寒饮则伤肺,以其两寒相感,中外皆伤,故气逆而上行。"明确指出肺脏疾病的病因,即形寒和寒饮,表现为肺气上逆、咳嗽、呼吸困难等。

"治痰饮,咳逆胸满。以中虚胃逆,肺气郁阻,是以咳满。姜、辛破壅而降逆也。"干姜燥热之性,甚与湿寒相宜,而健运之力,又能助其推迁,复其旋转之旧。(《长沙药解》)临证用干姜不但治脾寒泄泻,而且肺寒久咳不愈,用之亦验,"盖寒则凝而温则转"。用量:干姜12~15g。

付某,女,66岁。顽固性咳嗽10年不愈,于2021年12月13日初诊。患者频繁咳嗽，不间断、持续 10 年，咳吐白色泡沫痰。经中医治疗罔效。既往患肺结节，右颈动脉斑块，肝囊肿。刻下：频繁咳嗽，夜间加重，每年春季见风加重，痰呈白色泡沫样且量多，气短乏力，形寒肢冷，腰膝酸软，口干不喜饮水，口不苦，舌边暗红，舌下脉络略粗，右寸虚，关尺沉弦、重按无力；左寸虚，关弦滑无力，尺脉略沉，舌苔薄黄。证属太阴脾虚、肺寒，肾阳不足夹寒痰阻肺，伏饮夹风夹瘀，治以健脾温肺、化痰止咳，方以小青龙汤、甘草干姜汤、射干麻黄汤化裁，药用生晒参 8g，干姜 10g，炙麻黄 5g，细辛 10g，法半夏 15g，五味子 10g，厚朴 12g，枳实 15g，紫菀 15g，款冬花 15g，射干 9g，生地 12g，炙甘草 9g。7 剂，颗粒剂冲服。

二诊：咳嗽减轻，乏力好转，痰量未减、呈白色泡沫样，嗓子痒，上方加蝉蜕 6g，白芥子 10g，14 剂。服药后咳嗽明显减轻，痰量减少。

三诊：患者 1 个月后因感受风寒，咳嗽加重，彻夜不停，痰量增加，治以解表温肺、止咳化痰。生晒参[先下]7g，干姜 15g，炙麻黄[先下]8g，紫苏叶 9g，紫苏子 9g，法半夏 15g，广陈皮 10g，炙甘草 9g，蝉蜕 9g，牛蒡子 12g，党参 15g，野生防风 6g，前胡 12g，罂粟壳 5g，瓜蒌 15g，7 剂。药后咳嗽减轻，痰量减少。

四诊：咳嗽减轻，因罂粟壳止咳敛邪，故减去罂粟壳。久咳伤脾加党参 15g，加野生防风 6g 祛风。7 剂，水煎服。服上方后，咳嗽咳痰明显改善，乏力气短明显好转，随症加减治疗 63 天，10 年寒痰伏饮治愈。

(5) 温脾利湿治泄泻：温中散寒，温肺化痰，回阳通脉，主治脘腹冷痛，呕吐泄泻，寒饮喘咳，脾胃虚寒。

(二) 干姜配伍应用

1. 干姜配附子 干姜，大热无毒，守而不走以守中，仲景以之为"脏寒之要药"；附子其性辛温而烈，入心肾二经，其性走而不守以走下。"有姜无附，难收斩将搴旗之功；有附无姜，难取坚壁不动之效。"二药相伍，加强温中以运后天之本，干姜助附子力挽狂澜，能温脾肾，助阳散寒，多用于亡阳重证汗出清冷，呼吸气微，四肢厥逆，脉欲绝者，如四逆汤，经脉拘急疼痛证；呕吐，下利诸症。用量：干姜 9~12g；附子 15~30g。

2. 干姜配甘草 二药相伍，取甘草甘平补中，用干姜辛热复阳，多用于脾胃虚寒之胃脘疼痛，喜温喜按，呕吐涎沫之症。仲景之甘草干姜汤，干姜温中化痰，甘草益气和中，治疗伤寒误汗后，四肢厥冷，咽中干，烦躁吐逆等。用量：干姜 6~9g；甘草 12~15g。

3. **干姜配黄连** 干姜辛开温通,温中散寒;黄连苦寒降泄,清心除烦。二药相伍,辛开苦降,多用于寒热互结中焦,胃脘疼痛,嘈杂泛酸,泄泻或呕吐等症。用量:干姜 6~9g;黄连 6~9g。

4. **干姜配细辛、五味子** 干姜大辛大热,辛散温通,可升可降,散肺邪,化寒饮,降痰浊,有温肺化饮之功;细辛味辛得窜,性温而烈,开肺气,破寒凝,涤痰浊;五味子酸涩收敛为要。三药伍用,一温、一散、一敛,温化水饮,收敛肺气,在小青龙汤中是最佳组合。多用于喘咳,痰多而稀,或痰饮咳喘,身体痛重,头面四肢浮肿等症。用量:干姜 9~12g;细辛 6~9g;五味子 12~15g。

附:生姜、炮姜

生姜、干姜、炮姜本为一物,由于鲜、干及炮制不同,其性能亦异。

(1) **生姜**:辛温行阳分而祛寒发表,宣肺气而解郁调中,治伤寒头痛,伤风,鼻塞,咳逆,呕哕,呕家圣药,消水气,行血痹。

(2) **炮姜**:属阳中微阴,色黑,味苦辛性温,能守而不移,温脾经,治泄泻日久;入肝经血分,领血上行,使血自止。善能温中止泻与温经止血,治阳虚失血,吐衄及崩漏。

(3) **干姜**:发散之力减弱,长于温中回阳,温肺化饮,专治里寒,腹痛身凉作泻,完谷不化,止大便溏泻。

【用法用量】干姜煎服,常用量 6~15g,中虚寒盛用 6~20g;生姜 12~15g;炮姜 9~12g。

【使用注意】阴虚内热,血热妄行者禁服。

三、吴茱萸(《神农本草经》)

【性味归经】味辛,温,大热,有小毒。归肝、胃经。

【功效与主治】主温中,下气,咳逆,寒热,除湿,血痹,逐风邪,开腠理。

【临床应用】

(一)吴茱萸临床功用

1. **吴茱萸功用认识** 温中祛饮愈眩晕:温中,止痛,理气,燥湿。治呕逆吞酸,厥阴头痛,脏寒吐泻,脘腹胀痛,脚气,疝气,口疮溃疡,齿痛,湿疹,黄水疮。

吴茱萸,开郁化滞,逐冷降气之药也,方龙谭曰:凡患小腹、少腹阴寒之病,或呕逆恶心而吞酸吐酸,或关格痰聚而隔食隔气,或脾胃停寒而泄泻自利,或肝脾郁结而胀满逆食,或疝瘕弦气而攻引小腹,或脚气冲心而呕哕酸苦,是皆肝脾肾经之证也,吴茱萸皆可治之。(《本草汇言》)用量:6~12g。

潘某,男,70岁,头晕目眩,恶心呕吐1天,于2020年6月30日初诊。患者于6月30日晨起无明显诱因自觉头昏未介意,出门晨练,自觉乏力,头晕,进食出现恶心,呕吐胃内容物,并自觉视物旋转,卧床休息。颈部向左歪头后,旋转加重,并出现剧烈呕吐,直至呕吐胃内胆汁,气短乏力,肢冷,舌淡红,苔略白厚,脉沉弦有力,辨证为胃虚寒饮,冲逆头脑,治则温中补虚,降逆止呕,方以吴茱萸汤:吴茱萸6g,生晒参9g,生姜15g,大枣15g,2剂,颗粒剂,立即服1袋,休息片刻,未再出现恶心呕吐及视物旋转,中午服第2袋,入睡。醒后一切正常。第2剂服完后痊愈。

《伤寒论》第243条:"食谷欲呕者,属阳明也,吴茱萸汤主之。"本方主治胃中虚冷,寒浊上逆,食谷欲呕。厥阴肝寒,寒气水饮循经上冲颠顶则眩晕,视物旋转伴有恶心呕吐。方中吴茱萸味辛性热,具有下气降逆作用,中温脾胃,下暖肝肾。《本草便读》:吴茱萸"其性下气最速"。《本经疏证》说:"据仲景之用吴茱萸,外则上至颠顶,下彻四肢,内则上治呕,下治利……"本人体会,吴茱萸治疗恶心呕吐、视物旋转效果立竿见影,曾治疗众多患者得以验证,并作为主药;生姜辛散温胃,能安阳明之气下行,又是止呕圣药;生晒参补虚益胃;大枣甘缓和中,共奏温中散寒祛饮、益胃降逆之功。

2. 吴茱萸功用体会

(1) 吴茱萸功用有四:《医学启源》:"气浮而味降,其用有四:去胸中寒一也;止心痛二也;治感寒腹痛三也;消宿酒,为白豆蔻之佐四也。"用量:6~12g。

(2) 吴茱萸引热下行:《本草纲目》载咽喉口舌生疮者,以茱萸末醋调,贴两足心,移夜便愈。其性虽热,而能引热下行,盖亦从治之义,而谓茱萸之性上行不下者,似不然也。有人治小儿痘疮口噤者,啮茱萸一二粒,抹之即开,亦取其辛散耳。

(3) 肝火犯胃反酸嘈杂左金丸:《本经逢原》:"茱萸善上,故服茱萸者,有冲膈冲眼、脱发咽痛、动火发疮之害。其治暴注下重,呃逆吞酸,肝脾火逆之证,必兼苦寒以降之,如左金丸治肝火痰运嘈杂最效。"用量:3~6g。

笔者治疗众多脾胃病患者,凡见证属肝火犯胃,症见胁肋及脘腹胀痛,呕吐吞酸,嘈杂,嗳气,口干,舌红脉弦数。本人根据其他症状,在辨证基础上应用左金丸,即黄连15g,吴茱萸3g,对于反酸、恶心呕吐效果显著。黄连苦寒泻火,少佐辛热之吴茱萸,降逆止呕,制酸止痛。由于吴茱萸味辛大热,肝火犯胃,如果再采用大量吴茱萸会火上添油,故以黄连为主,佐少量吴茱萸。秦伯未说:"左金丸以吞酸嘈杂最为明显,主要作用应在胃,黄连本能苦降和胃,吴茱萸亦散胃气郁结,类似泻心汤的辛苦合用,故吞酸而兼有痰湿黏涎的,酌加吴茱萸用量,效果反捷。"

(二) 吴茱萸配伍应用

1. 吴茱萸配黄连、生姜　吴茱萸、黄连、生姜三者均有止呕作用。吴茱萸温肝而治寒邪犯胃之呕酸,黄连清胃而治胃热呕酸。二药伍用,辛开苦降,一热一寒,清肝降逆止呕。生姜温中而治胃寒,止上逆之呕水。用量:吴茱萸3~6g;黄连9~12g;生姜12~15g。

2. 吴茱萸配川楝子　吴茱萸温中散寒,解肝经之郁滞止痛;川楝子味苦性寒,入肝经,疏肝行气止痛,治疝气,防止吴茱萸大热,动火发疮之害。二药伍用,寒热互制,疏肝理气,散寒止痛。多用于寒热郁结,肝胃不和的胃脘疼痛,寒疝腹痛。用量:吴茱萸3~6g;川楝子9~12g。

【用法用量】吴茱萸煎服,常用量3~9g。

【使用注意】不宜多服久服,阴虚火旺者忌服。

四、附子(《神农本草经》)

【性味归经】味辛,温。归心、脾、肾经。

【功效与主治】主风寒咳逆邪气,温中,金疮,破癥坚积聚血瘕,寒湿踒躄,拘挛脚痛不能行步。

【临床应用】

(一) 附子临床功用

1. 附子功用认识　回阳补火,散寒除湿,治阴盛格阳,大汗亡阳,吐利厥逆,心腹冷痛,脾泄冷痢,脚气水肿,小儿慢惊,风寒湿痹,踒躄拘挛,阴疽疮漏及一切沉寒痼冷之疾。用量:附子6~24g。

2. 附子功用体会　《伤寒蕴要》:"附子乃阴证要药,凡伤寒传变三阴及中寒夹阴,虽身大热而脉沉者必用之,或厥冷腹痛,脉沉细,甚至唇青囊缩者,急须用之,有退阴回阳之力,起死回生之功。"用量:附子12~30g。

(1) 附子应用三指征:①舌暗淡质润,口淡不渴,渴喜热饮。②脉沉细弱无力,寒盛,脉沉紧。③精神不振,萎靡,似睡非睡,醒后不清醒,"但欲寐"。附子上助心阳通脉,外固卫阳祛寒,中温脾阳健运,资助元阳,下助肾阳益火。

(2) 大量附子起沉疴:《医学正传》:"附子,以其禀雄壮之资,而有斩关夺将之势,能引人参辈并行于十二经,以追复其散失之元阳;又能引发麻黄、防风、杏仁辈发表开腠理,以驱散其在表之风寒;引当归、芍药、川芎辈入血分,行血养血,以滋养其亏损之真阴。"用量:附子15~30g。

王某,女,69岁。腹痛,胃脘疼痛,肤冷,怯寒,炎热夏天穿棉衣,一月余。刻下:心腹冷痛,恶心,伴气短、乏力,肢冷,溏便,小便清长。舌体胖有齿痕,舌苔薄白,脉沉细无力,证属太阴病兼水湿,气血不足,治以温阳散寒,健脾益气利湿。药用制附子^{先下}15g,干姜15g,苍白术^各20g,生晒参^{先下}9g,炙甘草15g,吴茱萸9g,生黄芪30g。6剂。心下胀满减轻,乏力好转,肢体转温。仍然怯寒,夏不离棉,上方加桂枝15g,细辛9g,制附子加到30g(先下),干姜加到18g,7剂后患者肢冷明显缓解,夏天敢穿单衣。上方20剂,巩固治疗而愈。

(3) 临证附子用药指征:自觉一切上下诸病,男女老幼,但见舌青满口津液,脉细,其人安静,口不渴,喜热饮。均可应用。

(二)附子配伍应用

1. 附子配干姜 郑钦安认为:"群阴阻塞,附子不能直入根蒂,故以干姜之温而散,以为前驱,荡尽阴邪,迎阳归舍,火种复兴而性命立复,故曰回阳。"二药伍用,回阳救逆之力倍增。用量:附子15~40g;干姜12~24g。

2. 附子配人参 附子辛、甘,大热,气味雄烈;人参甘、微寒,性寒中和,既能大补元气,又能益血生津,为各种虚证之要药。吴谦:二药伍用,则瞬息化气于乌有之乡,顷刻生阳于命门之内,方之最神捷者也。用量:附子12~15g;人参9~12g。

3. 附子配知母 附子温心肾阳气,温经止痛。知母清热泻火,滋阴润燥。二药伍用,温阳寒润并用相辅相成,气怯而津液不足者,益用知母,使其无温燥之弊,而且有生津之功。用量:附子12~15g;知母9~12g。

4. 附子配大黄 附子辛热助阳散里寒,大黄苦寒攻逐积滞。二药伍用,寒热并用。温下寒实积滞,适用于虚寒便秘。用量:附子12~15g;大黄6~9g。

【用法用量】附子久煎服用,多用制附子,常用量9~30g。

【使用注意】阴虚阳盛,真热假寒。

五、寒药补益

附子主回阳,为攻寒补气之品。肉桂主温经,为通脉行滞之品。干姜主理中,为复阳散寒之品。炮姜主守中,为扶阴退热之品。茴香主通气,为下部醒痛之品。(《药品化义》)

一、黄连(《神农本草经》)

【性味归经】味苦,寒。归心、肝、胃、大肠经。

【功效与主治】主热气目痛,眦伤泣出,明目,肠澼,腹痛,下利,妇人阴中肿痛。久服,令人不忘。

【临床应用】

(一)黄连临床功用

1. 黄连功用认识　泻火,燥湿,解毒,杀虫。治时行热毒,伤寒,热盛心烦,痞满呕逆,菌痢,热泻腹痛,肺结核,吐、衄,下血,消渴,疳积,蛔虫病,百日咳,咽喉肿痛,火眼,口疮,痈疽疮毒,湿疹,汤火烫伤。

《本草正义》:黄连大苦大寒,苦燥湿,寒胜热,能泄降一切有余之湿火,而心、脾、肝、肾之热,胆、胃、大小肠之火,无不治之。上以清风火之目病,中以平肝胃之呕吐,下以通腹痛之滞下,皆燥湿清热之效也。又苦先入心,清涤血热,故血家诸病,如吐衄溲血、便血淋浊、痔漏崩带等证,及痈疡斑疹丹毒,并皆仰给于此。用量:黄连 12~15g。

2. 黄连功用体会　《本草汇言》:黄连,解伤寒疫热,定阳明、少阴赫曦之传邪,退心脾郁热,祛下痢赤白后重之恶疾。又如惊悸、怔忡、烦乱、恍惚而神志不宁,痛痒、疮疡、瘢毒、瘄痘而郁热有余,黄连为必用也。若目痛赤肿,睛散羞明,乃肝之邪热也;呕逆恶心,吞吐酸苦,乃脾之邪热也;胁痛弦气,心下痞满,乃肝脾之邪热也;舌烂口臭,唇齿燥裂,乃心脾之邪热也;均属火热内甚,阳盛阴衰之证,非此不治。设或七情之火,聚而不散,六郁之火,结而不舒,用二陈以清之可也。然无黄连之苦寒,则二陈不能独清。吐血衄血,妄奔于上,溲血淋血,妄泄于下,用四生以止之可也。然无黄连之少佐,则四生不能独止。用量:黄连 12~15g。

(1) 黄连清心、胃、肠常用之:黄连治疗三焦湿火、郁火、实火应用广泛,本人临证体会,黄连清心、胃、肠常用之。用量:黄连 12~15g。

(2) 心肾不交黄连阿胶汤:《伤寒论》第 303 条:"少阴病,得之二三日以上,心中烦,不得卧,黄连阿胶汤主之。"

少阴病包括心肾,即水火之脏。生理时,心火下交于肾,则肾水不寒,肾水上济于心,则心火不亢,谓心肾相交。素体阴虚,邪气从热化形成热化证,致肾水不足上济于心,则心火亢旺,出现"心中烦,不得卧"。黄连清心降火而除烦,黄芩助黄连泄火除烦,芍药配黄芩,酸苦涌泻而清火,阿胶、鸡子黄滋肾阴而养营阴,诸药合用,滋肾阴降心火,心肾交泰,水火既济,心烦不得卧诸症自除。用量:黄连 12~15g。

李某,女,32 岁,初诊 2020 年 11 月。因工作之事,心情不畅,长期失眠,中西药治疗无效。整夜未眠,胸闷心烦,五心烦热,舌红少苔,口舌干燥,脉细数。证属阴虚火旺,心肾不交,投以黄连阿胶汤加味:黄连 12g,黄芩 6g,白芍 12g,鸡子黄 2 枚,夜交藤 24g,合欢皮 15g,上方 3 剂而病愈。

(3) 泻热消痞、畅通心下,大黄黄连泻心汤:《伤寒论》第 154 条:"心下痞,按之濡,其脉关上浮者,大黄黄连泻心汤主之。""心下痞"是患者自觉胃脘部有堵闷痞塞之感,按之柔软不痛,乃气机痞塞所致,辨证要点,其脉关上浮,关候中焦,浮主气热,说明无形之邪壅聚中焦心下,热邪为病,当以泄热消痞,以大黄黄连泻心汤治之。方中大黄、黄连苦寒,寒则清泄邪热,苦则泻心消痞,二药合用,热自清,气自畅,痞自消。本方之妙,在煎法,因大黄苦寒气厚味重,煎煮之后多走胃肠起泻下作用。故本方不取煎煮而用沸水浸渍几分钟,取其气清上行而不取其味,清心下无形之热以消痞,避免大黄苦寒泻下之弊。用量:黄连 3~6g。

倪某,男,32 岁。初诊 2022 年 3 月 23 日。患者素有胃病 2 年余,近 1 月余因生气,过食辛辣之品,心下胀满不舒,嗳气反酸,经西医治疗无效。刻下:胃脘部胀满,按之柔软,口干口苦,心烦,大便秘结,小便黄赤,舌质红,苔薄黄,脉弦数,辨证为无形邪热入少阳,治以泻热消痞,清泄少阳郁热,方用大黄黄连泻心汤合小柴胡汤化裁。药用大黄 9g,黄连 6g,柴胡 15g,黄芩 9g,生地 12g,厚朴 12g,枳实 15g,7 剂,水煎服。

二诊患者自述腹胀明显改善,大便通畅,余症改善,继服 7 剂病愈。

(4) 清热止利、解表,葛根黄芩黄连汤:《伤寒论》第 34 条:"太阳病,桂枝证,医反下之,利遂不止,脉促者,表未解也;喘而汗出者,葛根黄芩黄连汤主之。"

此条文误下后,损伤脾胃,运化失职,表未解之下利不止,脉象由浮缓变为急促,已知下后脾胃虽伤,外邪尚未全部入里,表邪未解,邪气内迫大肠,又见

"喘而汗出"。邪气已入里化热,邪热下迫大肠则下利不止,因肺与大肠相表里,里热循经上攻于肺,肺气上逆则喘,邪热迫津外泄则汗出,治以葛根黄芩黄连汤。方中葛根轻清解肌发表,升津止利,黄芩、黄连苦寒清热,燥湿止利,甘草和中护胃,四药合用,清解里热而止利,散表而退热。用量:黄连9~12g。

刘某,女,53岁。2019年5月11日初诊。患者因感冒,发热,恶寒,无汗,口服西药、解热退热药过量,出现大汗淋漓,大便3日未行,伴有口干、脘腹胀满,又经用苦寒泻下之大黄过量,自觉乏力,大便日3~4次,伴前额及眼眶疼痛,汗出,咳喘,证属太阳、阳明表证未解入里化热,内迫大肠,利遂不止,方用葛根芩连汤及《温病条辨》的银翘汤加减化裁:葛根24g,黄芩12g,黄连9g,金银花12g,麦冬10g,炙甘草6g,厚朴12g,麻黄3g。7剂,水煎服。药后表解,利止,喘平病愈。

(5) 黄连治火分之病,炮制不同各有其效:火分之病,黄连为主,五脏皆有火,平则治,病则乱,方书有君火、相火、邪火、龙火之论,其实一气而已。故丹溪云,气有余便是火,分为数类。凡治本病,略炒以从邪,实火以朴硝汤;假火,酒;虚火,醋;痰火,姜汁;俱浸透炒。气滞火,以茱萸;食积泄,黄土;血疾癥瘕痛,干漆;俱以水拌同炒,去茱、土、漆。下焦伏火,以盐水浸透焙;目疾以人乳浸蒸,或点或服。生用为君,佐官桂少许,煎百沸,入蜜空心服之,能使心肾交于顷刻。入五苓滑石,大治梦遗。以土、姜、酒、蜜四者为君,使君子为臣,白芍药酒煮为佐,广木香为使,治小儿五疳。以茱萸炒者,加木香等分,生大黄倍之,水丸,治五痢。以姜汁酒煮者为末,和霞天膏,治癫痫诸风眩晕疮疡,皆效。(《韩氏医通》)用量:黄连9~12g。

(6) 黄连不宜久服、气虚发热反助其火:黄连,久服之,反从火化,愈觉发热,不知有寒。故其功效,惟初病气实热盛者,服之最良,而久病气虚发热,服之反助其火也。(《本草蒙筌》)用量:黄连9~12g。

(二) 黄连配伍应用

1. 黄连配肉桂 黄连,入心与胞络,最泻火,宜少用而不宜多用,以治实热而不可治虚热,为正治;以肉桂治火者,从治也,黄连入心,肉桂入肾,凡人日夜之间,必心肾两交,而后水火始得既济,心不交于肾,则日不能寐,肾不交于心,则夜不能寐,二药伍用,又何梦之不安乎。用量:黄连12~15g;肉桂3~6g。

2. 黄连配竹茹 黄连苦寒,清胃热止呕,消痞除烦;竹茹甘、苦、微寒,清化热痰,开郁止呕,为胃虚呕逆之要药。二药伍用,清热化痰、降逆止呕除烦之力增强。多用于痰热中阻而致的恶心、呕吐、口苦吞酸,胸脘烦闷,吐痰黄稠。用量:黄连 12~15g;竹茹 9~12g。

3. **黄连配知母**　黄连清热泻火,解毒燥湿;知母清热泻火且滋阴润燥,清热泻火不伤阴。二药伍用,可用于胃火炽盛及其他脏腑实热。如肝火犯肺之咳嗽痰血,亦可治阴虚消渴,如口干、口渴,舌红脉细数。用量:黄连 12~15g;知母 9~12g。

【用法用量】黄连煎服,常用量9~15g。

【使用注意】本品大苦大寒,过服久服易伤脾胃阳气,脾胃虚寒忌用或少用,又因苦燥而伤阴,阴虚烦热,胃虚呕恶者慎用。

二、黄芩(《神农本草经》)

【性味归经】味苦,平。归心、肺、胆、大肠经。

【功效与主治】主诸热,黄疸,肠澼,泄利,逐水,下血闭,恶疮,疽蚀,火疡。

【临床应用】

(一)黄芩临床功用

1. **黄芩功用认识**　泻实火,除湿热,止血,安胎。治壮热烦渴,肺热咳嗽,湿热泻痢,黄疸,热淋,吐、衄、崩、漏、目赤肿痛,胎动不安,痈肿疔疮。其用有九:泻肺经热;夏月须用;上焦及皮肤风热;去诸热;妇人产后养阴退阳;利胸中气;消膈上痰;除上焦及脾湿;安胎。

其性清肃,所以除邪;味苦所以燥湿;阴寒所以胜热,故主诸热,邪热与湿热也,黄疸、肠澼、泄痢,皆湿热胜之病也,折其本,则诸病自瘳矣。苦寒能除湿热,所以小肠利而水自逐,源清则流洁也。血闭者,实热在血分,即热入血室,令人经闭不通,湿热解,则荣气清而自行也。恶疮疽蚀者,血热则留结,而为痈肿溃烂也;火疡者,火气伤血也,凉血除热,则自愈也。(《本草经疏》)用量:黄芩 12~15g。

2. **黄芩功用体会**

(1) **仲景用黄芩有三耦**:仲景用黄芩有三耦焉,气分热者,与柴胡为耦(小柴胡汤,柴胡桂枝干姜汤);血分热结者,与芍药为耦(桂枝柴胡汤,黄芩汤);湿热阻中者,与黄连为耦(半夏泻心汤,甘草泻心汤,生姜泻心汤)。以柴胡能开气分之结,不能泄气分之热,芍药能开血分之结,不能清迫血之热,黄连能治湿生之热,不能治热生之湿。故黄芩协柴胡,能清气分之热;协芍药,能泄迫血之热,协黄连,能解热生之湿也。(《本经疏证》)用量:黄芩 12~15g。

(2) 清里、止利、除热则用黄芩汤: 黄芩汤出自《伤寒论》辨太阳病篇。后世治疗热痢之方,有的是从本方发展而成,比较著名的如《素问病机气宜保命集》的黄芩芍药汤、芍药汤等。方由黄芩三两,芍药二两,甘草(炙)二两,大枣(劈)十二枚组成。主治痢疾或腹泻。症见身热不恶寒,腹痛口苦,舌红苔薄黄,脉弦数。

本方所治证属里热所致,故以清里热立法,里热清则下利止,身热亦除。方中黄芩清热止痢,《本经》"主肠澼泄痢";芍药和营止痛,《本经》"主邪气腹痛,除血痹";甘草、大枣和中养脾。诸药合用,清里热,止泄痢,和营止痛。用量:黄芩 12~15g。

(3) 补太阴、清少阳、下气宽中治顽痞:《伤寒论》第 273 条:"太阴之为病,腹满而吐,食不下,自利益甚,时腹自痛。"《伤寒论》第 263 条:"少阳之为病,口苦,咽干,目眩也。"《伤寒论》第 157 条:"胃中不和,心下痞硬,干噫食臭,胁下有水气,腹中雷鸣下利者,生姜泻心汤主之。"

脾胃虚弱,肝胃不和,化生腹泻,则口苦咽干,脘腹胀满,出现上热下寒,证属厥阴痞症。用量:黄芩 12~15g。

马某,女,54 岁。患者胃脘部胀满不舒半年余,于 2022 年 4 月 18 日初诊。刻下:心下胀满,频繁呃逆,大便 2 天一行而稀,伴有口干口苦,喜热饮伴胃有振水声,反酸,胸闷心烦,两脉沉弱,舌瘦淡红,苔薄白。经各方名医治疗 2 月余无效,来我院门诊就诊。结合脉证,考虑脾气虚,运化失常,气血不足,血虚肠燥则心下胀满不舒,便干难行,胃有振水声,水性寒,脾阳不足,气化失常,寒热并存;脾虚肝热,肝胆郁热,则口干口苦,心烦之上热下寒。证属厥阴痞证,寒热错杂,虚实并见,治以补脾润燥,清泄肝胆郁热,理气宽中。药用:党参15g,生白术 24g,厚朴 15g,枳实 15g,当归 10g,生地 15g,木香 9g,旋覆花 9g,茯苓 15g,砂仁^{后下}6g,柴胡 12g,黄芩 15g,香附 15g,酸枣仁 15g,柏子仁 15g,炙甘草 6g,天花粉 12g。4 剂,水煎服。患者服完 3 剂半,就诊时述,心下胀满不舒明显改善,既往服 2 个月也无这种感觉,大便通畅,口干口苦也明显改善,心情愉快,原方继服巩固治疗。

(二) 黄芩配伍应用

1. 黄芩配柴胡 昔人以柴胡去热不及黄芩,盖柴胡专主少阳往来寒热,少阳为枢,非柴胡不能宣通中外;黄芩专主阳明蒸热,阳明居中,非黄芩不能开泄蕴隆,一主风木客邪,一主湿土蕴著,讵可混论。芩虽苦寒,毕竟治标之药,唯躯壳热者宜之,若阴虚伏热,虚阳发露,可轻试乎?其条实者兼行冲脉,治血热妄行,古方有一味子芩丸,治女人血热,经水暴下不止者,最效。(《本经逢原》)二药伍用,通调表里,和解少阳,清气分热结,治经水不止。多用于邪在少阳,往来寒热,胸胁苦满;风热入犯肝经,崩漏下血。用量:黄芩 12~15g;柴胡 12~24g。

2. 黄芩配柴胡、山栀子　清肌退热,柴胡最佳,然无黄芩不能凉肌达表。上焦之火,山栀可降,然舍黄芩不能上清头目,所以方脉科以之清肌退热,疮疡科以之解毒生肌,光明科以之散热明目,妇女科以之安胎理经,此盖诸科半表半里之首剂也。(《本草汇言》)用量:黄芩 12~15g;柴胡 12~15g;山栀子 9~12g。

3. 黄芩配知母　黄芩苦寒清热泻火,清上泻下,长于泻肺火,燥湿热;知母苦甘而寒,既清肺金,又润肾燥,滋真阴,泻肾火。二药伍用,清而不燥,清肺泻火之力大增。多用于肺热咳嗽,咳吐黄痰,便秘,目赤,并可用于肺肾阴虚,燥热偏盛之消渴等症。用量:黄芩 12~15g;知母 9~12g。

【用法用量】黄芩煎服,常用量 9~15g。

【使用注意】本品性味苦寒,过服久服易伤脾胃,脾胃虚寒者忌用。

黄芩、黄连、黄柏三药都是苦寒、清热燥湿药,但黄芩以清肺热为专长,又能安胎,止血;黄连泻心火而除烦,又能清胃火,善止呕逆;黄柏泻肾火而退虚热,且能除下焦湿热,并能坚肾。即所谓黄芩治上焦,黄连治中焦,黄柏治下焦。

三、知母(《神农本草经》)

【性味归经】味苦,寒。归肺、胃、肾经。

【功效与主治】主消渴,热中,除邪气,肢体浮肿,下水,补不足,益气。

【临床应用】

(一)知母临床功用

1. 知母功用认识　知母滋阴降火,润燥滑肠,治烦热消渴,骨蒸劳热,肺热咳嗽,大便燥结,小便不利。《本草纲目》:知母之辛苦寒凉,下则润肾燥而滋阴,上则清肺金而泻火,乃二经气分药也。《本草正》:古书言知母佐黄柏滋阴降火,有金水相生之义,盖谓黄柏能制膀胱、命门阴中之火,知母能清肺金,制肾水化源之火,去火可以保阴,是所谓滋阴也。用量:知母 9~12g。

2. 知母功用体会　李杲言知母其用有四:泻无根之肾火,疗有汗之骨蒸,止虚劳之热,滋化源之阴。仲景用此入白虎汤治不得眠者,烦躁也。烦出于肺,躁出于肾,君以石膏,佐以知母之苦寒,以清肾之源,缓以甘草、粳米,使不速下也。

知母味微苦略辛,性凉清肺,以疗久疟烦热,热病瘥后,产后蓐劳,久嗽无痰,有生津除热之功。又治烦躁不睡,盖烦属肺气,躁属肾血,以此清胃,即清肺肾之源,则烦躁自止。与黄柏并用,非为降火,实能助水,与贝母同行,非为清痰,专为滋阴,但脾虚便泻忌之。

知母与黄柏之妙用: 知柏地黄丸是在六味地黄丸治疗阴虚的基础上,加入知母和黄柏。因为该方主治的症状除了阴虚外,火旺的情况已很明显,有非常突出的骨蒸潮热,需要适当用一些苦寒泻火药,以清虚火,清相火,保存真阴,应用知母与黄柏滋阴降火,知母泻无根肾火,疗骨蒸潮热;水能灭火,水亏火旺,肾水不足而致水不济火,使心火独旺,黄柏在这里不是清热,主要起助水降火作用。用量:知母 9~12g。

(二) 知母配伍应用

1. 知母、黄柏配龟甲 知母清热滋阴;黄柏主降阴火而救肾水;龟甲咸寒,滋肾阴而益肾水,滋阴潜阳以制虚火。三药伍用,清补滋阴降火,治阴虚火旺,骨蒸劳热,盗汗诸症及肝肾亏虚,月经过多,崩漏带下等。用量:知母9~12g;黄柏 9~12g;龟甲 15~24g。

2. 知母、黄柏配肉桂 知母清热滋阴除烦;黄柏善清下焦相火;肉桂引火归元,益火消阴。三药伍用,滋化源之阴,温阳化气,多用于肾阳不足,气化不行,湿热内停所致尿闭不通。用量:知母 9~12g;黄柏 9~12g;肉桂 3~6g。

【用法用量】知母煎服,常用量 9~12g。

【使用注意】本品性寒质滑,脾胃虚寒、大便溏泻者慎用。

四、石膏(《神农本草经》)

【性味归经】味辛,微寒。归肺、胃经。

【功效与主治】主中风寒热,心下逆气,惊喘,口干苦焦,不能息,腹中坚痛,除邪鬼,产乳,金疮。

【临床应用】

(一) 石膏临床功用

1. 石膏功用认识 石膏生用解肌清热,除烦止渴。治热病壮热不退,心烦神昏,谵语发狂,口渴咽干,肺热喘急,中暑自汗,胃火头痛、牙痛,热毒壅盛,发斑发疹,口舌生疮。煅敷生肌敛疮。外治痈疽疮疡,溃不收口,汤火烫伤。

《本草经疏》：石膏，辛能解肌，甘能缓热，大寒而兼辛甘，则能除大热，故《本经》中主风寒热，热则生风故也。邪火上冲，则心下有逆气及惊喘；阳明之邪热甚，则口干舌焦不能息；邪热结于腹中，则腹中坚痛；邪热不散，则神昏谵语；肌解热散汗出，则诸证自退矣。用量：石膏30~45g。

2. 石膏功用体会　《医学衷中参西录》：石膏凉而能散，有透表解肌之力。外感有实热者，放胆用之，直胜金丹。《神农本草经》原谓其微寒，其寒凉之力远逊于黄连、龙胆草、知母、黄柏等药，而其退热之功效，则远过于诸药。石膏之性又善清瘟疹之热，又善清头面之热，又善清咽喉之热。退热只能生用；煅后则增收敛生肌之功，外用为主。用量：石膏30~45g。

肺热不退，善用生石膏：《伤寒论》第162条："下后不可更行桂枝汤，若汗出而喘，无大热者，可与麻黄杏子甘草石膏汤。"用量：石膏20~45g。

赵某，男，2岁。持续3天高热不退，2013年8月8日初诊。患儿4天前患感冒发热，体温39.1℃，伴有鼻塞、恶风，汗出而喘，鼻流清涕，烦躁，咳嗽而呼吸急促，两肺闻及湿啰音，经西医抗炎退热剂治疗后，虽然汗出，但热不退，欲中医治疗。

刻下：患儿哭闹不宁，面颊潮红，鼻翼煽动，头身时汗时收，鼻塞，咽部充血。舌尖红，苔薄白，指纹陷于气关，体温39.2℃。前医诊断风热感冒，治以银翘散加减，中药治疗2天，症状无缓解，继续发热38.9℃。慕名欲余治疗。中医辨证：太阳中风兼肺热，手太阴表里相兼。西医诊断"流感"合并肺感染。方以桂枝汤合麻杏石甘汤：桂枝6g，白芍6g，生姜6g，炙甘草3g，荆芥穗9g，杏仁3g，生石膏^{先下}15g，知母6g，羌活6g，紫菀9g，2剂，水煎服，2小时服1次，禁生冷油腻。

二诊：患儿服半剂，2小时后，症状减轻，体温38.2℃。第2剂将生石膏由15g加至20g，嘱其母让患儿2小时继服，并药后啜稀粥，盖被取汗，服至第2剂药后，1小时许，患儿全身微汗，安静入睡，2小时后，体温36.8℃，诸症皆除而愈。

体会　该案患儿高热，烦躁，伴有下呼吸道感染，并处于"流感"流行时期，西医诊断"流感"合并肺感染。西医治疗无效，经前医中药银翘散治疗无效。其不愈原因，患儿初期患太阳中风表虚证，输入大量抗生素、冷液体及退热剂，此类物质均属寒性，压抑小儿阳气，因寒主凝滞，不利透表邪，又因汗出过多，致卫阳虚，加之小儿脾气虚，使患儿表邪不解入里化热伤肺。另外，前医投银翘散中有大量清热解毒药，表不解里热无出路。本案投桂枝汤解肌调营卫，加荆芥穗、羌活解表，重用石膏，石膏味辛解表，微寒治热，生用解肌清热，治热病壮热,肺热喘急,知母清肺胃之火不伤阴,配以杏仁、紫菀化痰降气,止咳平喘,炙甘草和中调和诸药,药后热退身凉。

(二) 石膏配伍应用

1. 生石膏配知母　生石膏微寒,清肺胃实热,心下逆气及惊喘,清热有余而生津不足,知母苦寒而润,滋阴生津,肺肾同治。二药伍用,清热力量大增,且滋阴润燥而不伤阴,多用于气分热盛之壮热汗出,烦渴,口干舌燥,口渴多饮,脉洪大,方如白虎汤。用量:石膏 30~45g;知母 12~15g。

2. 生石膏配细辛　石膏清热泻胃火,解肌除烦;细辛发散风寒,辛散利窍,通络止痛。二药伍用,细辛之升浮又引石膏上行而清头面之热。既清热泻火,又能祛风止痛,有"火郁散之"之义。多用于风热上攻之头痛,胃火上炎之牙痛。用量:石膏 30~45g;细辛 6~9g。

【用法用量】石膏煎服,常用量 30~45g。

【使用注意】脾胃虚寒及阴虚发热者忌用。石膏为矿石类药,溶解度低质重,故用量宜大于一般药,重症入煎剂可用至 150g 左右,宜先煎。

五、连翘(《神农本草经》)

【性味归经】味苦,平。归心、肝、胆经。

【功效与主治】主寒热鼠瘘瘰疬,痈肿恶疮瘿瘤,结热,蛊毒。

【临床应用】

(一) 连翘临床功用

1. 连翘功用认识　清热,解毒,散结,消肿。治温热,丹毒,斑疹,痈疡肿毒,瘰疬,小便淋闭。用量:连翘 12~15g。

2. 连翘功用体会

连翘托毒外出,散结祛节。李杲:"连翘,十二经疮药中不可无,乃结者散之之义。"

《药品化义》:总治三焦诸经之火,心肺居上,脾居中州,肝胆居下,一切血结气聚,无不调达而通畅也。但连翘治血分功多,柴胡治气分功多,同牛蒡子善疗疮疡,解痘毒尤不可缺。

《医学衷中参西录》:具升浮宣散之力,流通气血,治十二经血凝气聚,为疮家要药。能透表解肌,清热逐风,又为治风热要药。且性能托毒外出,又为发表疹瘾要药。其性凉而升浮,故又善治头目之疾,凡头疼、目疼、齿疼、鼻渊、或流浊涕成脑漏证,皆能主之。用量:连翘 12~15g。

赵某,女,21 岁。患者面颊部痤疮半年余,反复发作,月经前较重。面部可见红肿结节。影响外观形象,心情焦虑烦躁。经多方治疗不见好转。

刻下:面颊部痤疮呈淡红色,疼痛时伴有瘙痒,口干苦,大便秘结,三日一次,小便黄赤,舌红苔薄白,脉细弦数。四诊合参:证属营分郁热,热毒不得发泄,治以清营分郁热,消肿溃坚,佐以疏利湿热,方以仙方活命饮加减。连翘 15g,白芷 12g,防风 12g,赤芍 12g,生归尾 12g,牛蒡子 12g,生甘草 9g,皂角刺 12g,乳香 10g,没药 10g,金银花 15g,陈皮 15g。7 剂,水煎服。

二诊:面部痤疮减少,痒痛减轻,唯面部红肿结节无变化。上方连翘改 30g,加贝母 15g,7 剂。患者结节明显消退。继服 20 剂病愈。

按:患者痤疮的病因病机为血热外蕴,气血壅滞于肌肤。患者素体阳盛,初期为肺经风热,热毒壅聚,气滞血瘀,红肿焮痛,投仙方活命饮,但结节不散,后加连翘升浮宣散,流通气血,托毒外出,消肿散结,加之贝母清热开郁散结,以告病愈。

(二)连翘配伍应用

1. **连翘配牛蒡子** 连翘清热解毒力强,又能散结消痈;牛蒡子为解毒利咽要药,其辛能散结,苦能泄毒,凉能清热。二药伍用,功专清热解毒,散结消痈,善治热毒内盛之咽喉红肿,痄腮发颐及疮疡肿毒等证。用量:连翘 12~15g;牛蒡子 9~12g。

2. **连翘配栀子** 连翘轻清气凉,为泻心火要药;栀子苦寒泄降,善泻火泄热,又凉血解毒,统治三焦诸经之火。二药伍用,既可清心除烦,又能凉血解毒,尤宜于温热病邪入心包,还可以用于口舌生疮,尿赤短涩,疮疡肿毒等。用量:连翘 12~15g;栀子 12~15g。

3. **连翘配贝母** 两者清热泻火,消肿散结,清热化痰,开郁下气,二药配伍,有解毒、散郁结、化痰结之功效。用于痈肿瘰疬等。用量:连翘 12~15g;贝母 9~12g。

【用法用量】内服,煎汤,常用量 15~30g。

【使用注意】痈疽已溃者忌用。

六、栀子(《神农本草经》)

【性味归经】味苦,寒。归心、肝、肺、胃经。

【功用与主治】主五内邪气,胃中热气,面赤酒疱渣鼻,白癞赤癞疮疡。

【临床应用】

(一) 栀子临床功用

1. 栀子功用认识 清热,泻火,凉血。治热虚烦不得眠,黄疸,淋病,消渴,目赤,咽痛,吐血,衄血,血痢,尿血,热毒疮疡,扭伤肿痛。

2. 栀子功用体会 《丹溪心法》:山栀子仁,大能降火,从小便泄去,其性能屈曲下降,人所不知,亦治痞块中火邪。

(1) 虚烦不得眠,栀子豉汤:《伤寒论》:"发汗吐下后,虚烦不得眠,若剧者,必反复颠倒,心中懊侬,栀子豉汤主之。"用量:栀子 12~15g。

患者汗吐下后,虚烦不得眠,此虚烦不是真正虚,虽然用过发汗、吐下药后,烦更甚,但此烦不是实证,因遗留热不除,所以造成烦躁不得安眠。临证栀子用炒栀子,防止栀子寒性伤正。

(2) 栀子苦寒,泻三焦之火:栀子清心除烦,清热利湿,能泻三焦之火。临证治心脑病心烦、躁扰不宁之要药,有清心醒脑之功。

(二) 栀子配伍应用

1. 栀子配豆豉 栀子苦寒降泄,凉血解毒,清热除烦,能导热下行而清泄胸膈间烦热。淡豆豉轻薄宣散,透热于外而宣解胸膈间郁热。二药伍用,则宣透表邪,清泄里热,解郁除烦。用量:栀子 12~15g;豆豉:15~24g。

2. 栀子配黄芩 栀子善清三焦火热,且能清血分郁热而止血;黄芩清热泻火,偏于清上焦肺之火,且能凉血止血。二药相须为用,能清三焦之热,止血热妄行,用治肺热咳嗽,血热妄行之吐衄,便血。用量:栀子 12~15g;黄芩 12~15g。

3. 栀子配干姜 栀子苦寒,清热泻火除烦;干姜辛热,长于温中回阳。二药伍用,辛开苦降,调畅气机,寒热并用。用治脾虚生寒而兼郁热不除所致心烦腹满,便溏,以及心下痞块,方如栀子干姜汤。用量:栀子 12~15g;干姜 9~12g。

4. 栀子配茵陈 栀子泻火除烦,泄热利湿;茵陈清热利湿,利胆退黄。二药伍用,清利湿热而退黄。用量:栀子 12~15g;茵陈 15~24g。

【用法用量】用服,煎汤,常用量 9~15g。

【使用注意】脾胃虚寒,便溏食少者忌用。

七、大黄(《神农本草经》)

【性味归经】味苦,寒。归胃、大肠、肝经。

【功效与主治】主下瘀血,血闭寒热,破癥瘕积聚,留饮宿食,荡涤肠胃,推陈致新,通利水谷,调中化食,安和五脏。

【临床应用】

(一) 大黄临床功用

1. 大黄功用认识　泻热毒,破积滞,行瘀血,泻实热便秘,谵语发狂,食积痞满,痢疾初起,里急后重,瘀停经闭,癥瘕积聚,时行热疫,暴眼赤痛,吐血、衄血。用量:大黄 6~9g。

2. 大黄功用体会　《药品化义》:大黄苦重能沉,带辛散结。气味重浊,直降下行,走而不守,有斩关夺门之力,故号为将军。

《本草正》:大黄欲速者生用,汤泡便吞;欲缓者熟用,和药煎服,气虚同以人参,名黄龙汤;血虚同以当归,名玉烛散;佐以甘草、桔梗可缓其行;佐以芒硝、厚朴益助其锐。

《医学衷中参西录》:大黄,味苦,气香,性凉,能入血分,破一切瘀血,为其气香,故兼入气分。少用之亦能调气,治气郁作疼。其力沉而不浮,以攻决为用,下一切癥瘕积聚,能开心下热痰以愈疯狂,降肠胃热实以通燥结,其香窜透窍之力又兼利小便。用量:大黄 6~9g。

(1) 大黄破一切瘀血,有斩关夺将之力:现在,临证很多医生应用大黄降肠胃实热以通燥热,其不知,《神农本草经》中言其下瘀血,破癥瘕积聚,仲景在《伤寒论》抵当汤中,用大黄、桃仁治顽固瘀血,治少腹硬满,小便利,或喜忘,或狂躁不安,使得瘀血结在里得以治愈。又有桃核承气汤应用大黄四两,使得少腹急结、其人如狂而愈。起到推陈致新作用。

(2) 大黄祛瘀治血闭:《金匮要略》妇人产后病篇:"产妇腹痛,法当以枳实芍药散,假令不愈者,此为腹中有干血着脐下,宜下瘀血汤主之;亦主经水不利。"用量:大黄 6~9g。

(二) 大黄配伍应用

1. 大黄配桃仁　大黄下瘀泻热,桃仁破血祛瘀。二药伍用,有破血下瘀,引热下行之力。常用于治疗下焦瘀热,蓄血发狂。用量:大黄 6~9g;桃仁 9~12g。

2. **大黄配黄连**　二药均有苦寒泄热之功,大黄气味重浊,性善下行,黄连清热泻火解毒。二药伍用,可泻热降火,导热下行,用于热聚中焦之痞证,方如大黄黄连泻心汤。用量:大黄 6~9g;黄连 12~15g。

3. **大黄配茵陈**　大黄导热下行,茵陈清泄湿热,利胆退黄。二药伍用,湿热由二便分消,治疗黄疸阳黄,方如茵陈蒿汤。用量:大黄 6~9g;茵陈 15~24g。

【用法用量】内服,煎汤,常用量 6~12g。

【使用注意】表证未解,年老体弱,脾胃虚寒,妇人胎前、产后禁服。

八、火药补益

胆草泻肝火,为疏热利下之品。牛蒡清肝火,为解壅理上之品。黄连抑心火,为清热厚肠之品。连翘凉心火,为利膈散结之品。犀角清心火,为凉血益肝之品。石膏退胃火,为解肌止渴之品。黄芩泻肺火,为凉膈清肠之品。山栀降肺火,为清胃除烦之品。知母清肾火,为润肺滋阴之品。黄柏降肾火,为补阴降火之品。骨皮凉肾火,为清肺退热之品。滑石导六腑,为利窍渗热之品。芒硝清三焦,为软坚润燥之品。大黄泻大肠,为去实通滞之品。石莲清气热,为除昼郁火之品。胡连凉血热,为退夜骨蒸之品。(《药品化义》)

第五章 痰 药

一、半夏(《神农本草经》)

【性味归经】味辛,平。归脾、胃、肺经。

【功效与主治】主伤寒,寒热,心下坚,下气,喉咽肿痛,头眩,胸胀,咳逆,肠鸣,止汗。

【临床应用】

(一) 半夏临床功用

1. 半夏功用认识 燥湿化痰,降逆止呕,消痞散结。治湿痰冷饮,呕吐,反胃,咳喘痰多,胸膈胀满,痰厥头痛,头晕不眠。外消痈肿。

《本草经疏》:半夏,柴胡为之使。辛温善散,故主伤寒邪在表里之间,往来寒热,苦善下泄,邪在胸中,则心中坚,胸胀咳逆;邪在上焦,则头眩;邪在少阴,则咽喉肿痛。《别录》亦谓其消心腹胸膈痰热满结,咳逆上气,心下急痛坚痞,时气呕逆,亦皆邪在上焦胸中之所致。故悉主之也。中焦者,足太阴之所治也,有湿有热,清浊不分则肠鸣,湿热胜则自汗,入足太阴故并主之。辛能散结,故消痈肿,脾家湿热,则面色痿黄,实脾、分水、燥湿,则前证俱除,面目因而滑泽矣。辛温有毒,体滑性燥,故坠胎也。

《本经》曰:半夏止汗。近代名医张山雷曰:"止汗者,汗出多属气火上逆为病,此能抑而平之,所以可止,固非肌腠空疏,卫气不固之虚汗可知。"

2. 半夏功用体会

(1) 半夏益脾,分水故也:"半夏,今人惟知去痰,不言益脾,盖能分水故也,脾恶湿,湿则濡而困,困则不能制水。"(《本草衍义》)用量:12~15g。

(2) 半夏三禁:半夏,古人立三禁,谓血家、渴家、汗家也。其所最易误而难明者,世医类以其能去痰,凡见痰嗽,莫不先投之,殊不知咳嗽吐痰,寒热骨蒸,类皆阴虚肺热,津液不足之候。误服此药,愈损津液,则肺家愈燥,阴气愈虚,浓痰愈结,必致声哑而死。若合参、术,祸不旋踵。盖以其本脾胃家药,而非肺肾药也。寒湿痰饮作嗽,属胃病者固宜,然亦百之一二,其阴虚火炽,煎熬真阴,津液化为结痰,以致喉痒发咳者,往往而是,故凡痰中带血,口渴、咽干,阴虚咳嗽者,大忌之。又有似中风,痰壅失音,偏枯拘挛,及二便闭涩,血虚腹痛,于法并忌。邪之过多,则非药可救。(《本草经疏》)

(3) 半夏配伍效不同:半夏,同苍术、茯苓治湿痰;同瓜蒌、黄芩治热痰;同南星、前胡治风痰;同芥子、姜汁治寒痰;惟燥痰宜瓜蒌、贝母,非半夏所能治也。(《本经逢原》)

(4) 健脾祛风,清利湿热治风痰:张元素:"热痰佐以黄芩,风痰佐以南星,寒痰佐以干姜,痰癖佐以陈皮、白术。多用则泻脾胃。"

《本草纲目》:脾无留湿不生痰,故脾为生痰之源,肺为贮痰之器。半夏能主痰饮及腹胀者,为其体滑而味辛性温也,涎滑能润,辛温能散亦能润,故行湿而通大便,利窍而泄小便,所谓辛走气能化液,辛以润之是矣。用量:半夏12~15g。

刘某,女,33岁。咳嗽2月余不止,于2022年3月23日经门诊护士介绍就诊。患者2个月前患感冒,治愈后出现干咳、无痰2月余不止,自述每年3月春暖花开时出现干咳,晚上加重,持续3年多,经多方治疗无效。刻下:干咳少痰,鼻咽部作痒不痛,遇花粉、冷空气加重,夜间干咳频繁。口干略苦,大便1~2天一行,略干,舌边红,苔黄腻,舌下脉络粗而暗,两寸脉浮而无力,关脉沉弦。西医诊断为过敏性咳嗽,中医诊断为风咳,证属风寒束肺,郁而生湿化热,久咳伤脾。治以健脾、祛风、清热利湿。药用:风咳用蝉蜕9g,前胡12g,天南星6g,半夏12g,健脾用党参15g,白术12g,干姜3g,炙甘草6g;湿热蕴结肝经用柴胡12g,黄芩15g,藿香15g,佩兰15g;宽胸止咳利咽用瓜蒌15g,桔梗10g,射干9g。7剂,颗粒冲服。患者电话告余服完7剂药完全治愈,未有任何症状。

(5) 燥湿健脾,温阳化气治寒喘:肾主五液,由于肾主水,五液与肾关系密切。《汤液本草》:半夏能泄痰之标,不能泄痰之本,泄本者,泄肾也。用量:半夏12~15g。

李某,男,68岁。慢性咳喘2年余,近1个月因感受风寒病情加重,于2021年7月7日初诊。刻下:心下胀满,纳差,大便一日一行、溏便,咳嗽,痰多、呈白色泡沫样,不易咳出,诱发喘促伴笛鸣声,呼多吸少,形寒肢冷,咽喉痒痛,舌淡红苔薄白,右寸脉虚,关弦滑无力,尺沉细无力,左脉沉弦无力。证属脾失健运,生湿化痰,肾阳不足,气化失常致寒痰喘促,治以燥湿化痰,温阳化气平喘。药用:生晒参^{先下}9g,苍术15g,干姜9g,清半夏15g,白芥子10g,炙甘草9g,健脾燥湿化寒痰;炙麻黄6g,葶苈子12g,白前10g,射干9g,紫菀15g,款冬花15g,宣肺平喘止咳。炙附子^{先下}12g,茯苓15g,温阳化气利水平喘。7剂,水煎服。咳嗽减轻痰量减少,喘促缓解,上方加生黄芪24g、细辛9g,益气化饮,随证加减治2月余,咳喘平,食欲增加,二便正常。

本案感受风寒,邪气内逆,则气为之闭塞而不行,不行则水阻。水停生湿化痰,肺失宣降,阻塞气道则喘促声鸣,脾失健运则生痰,痰呈白泡沫样为寒痰。五液化湿为痰,半夏燥湿祛痰,但患者症缓未愈。加入炙附子、茯苓温肾化气,利水泄肾之本,患者痰喘皆平。

(6) 消痰主功"开宣滑降": 后人止知半夏为消痰主将,而《本经》乃无一字及于痰饮,然后知此物之长,全在于开宣滑降四字,初非治痰专长,其所以能荡涤痰浊者,盖即其开泄滑下之作用,《本经》主治,皆就其力量之所以然者而诠次之。至《别录》主治,大率皆与《本经》同义,惟多痈肿痿黄两症,盖痈肿仍是脉络之结滞,痿黄又多湿热之不通,此能主之,亦犹是开泄之力。究之古用半夏治痰,惟取其涎多而滑降,且兼取其味辛而开泄,本未有燥湿之意。其涎激刺之力甚猛,故为有毒之品,多服者必有喉痛之患,而生姜则解此毒。(《本草正义》)用量:半夏12~15g。

(7) 半夏非专治痰药也: 半夏非专治痰药也,味辛能散结,性燥能去湿,脾家所喜。盖痰者,湿土不运而成。东垣云:大和脾胃气,治其本也。主疗痰厥咳逆,头痛头眩,肠鸣痰泻痰疟,诚快剂也。若呕家必用半夏,以其性燥,善能去水,水去则呕止。又能温胆,盖心惊胆怯,由于痰聚经络,胆气不得上升,以此豁痰,胆气自平。孕妇头晕、呕吐,名恶阻,由胃气虚弱,中脘停痰所致,以此化痰滞而健脾,须用黄芩等药监之。伤寒时气,大、小柴胡汤中皆用半夏,善却半表半里之邪。如邪气传里,里热已深者,又勿宜用,恐其性燥,损血耗津,慎之。(《药品化义》)用量:半夏12~15g。

(二) 半夏配伍应用

1. 半夏配生姜 半夏味辛性燥,辛可散结,燥能蠲饮,既能降逆以涤饮,又可暖胃以除呕;生姜辛散温中,为止呕圣药,且能制半夏之悍,解毒。二药伍用,增强温中和胃,降逆止呕之功。凡胃寒,或痰饮内停,或凉药误治而致的呕吐、干呕,吐涎沫均可应用。二药见于《金匮》小半夏汤。用量:半夏12~15g;生姜12~15g。

2. **半夏配橘红、茯苓** 半夏、橘红以陈久者良,故有二陈之名,半夏辛温,燥湿化痰,散结,行气向下而行;橘红芳香味苦,性温而燥,理气向上而散;茯苓不仅渗湿利水,且有先升后降之性,补益心脾之气。三药伍用,燥湿化痰,理气和胃,能阻碍水湿聚而成痰,通过行气向下而行,理气向上而散,调正升降之功,使气顺痰降,胃健则痰消,水湿去痰难成。多用于湿痰咳嗽。痰多色白,胸膈痞闷,恶心呕吐,肢体困倦,舌苔白润,脉滑。用量:半夏 12~15g;橘红 12~15g;茯苓 15~30g。

3. **半夏配天南星** 半夏燥湿健脾,主治湿痰,且有和中降逆之功,杜绝生痰之源;天南星辛燥而烈,燥湿化痰,为治风痰、寒痰、顽痰之要药,且通经走络。《本草汇言》云天南星为开结闭、散风痰之药也。二药伍用,能散周身痰结,尤以风痰功效显著。多用于风痰眩晕,过敏性咳嗽,中风瘫痪,癫痫,惊风,以及顽痰咳喘等症。用量:半夏 12~15g;天南星 9~12g。

4. **半夏配秫米** 半夏性温味甘能通阴阳和表里,使阳入阴而令安眠,降逆而通泄卫气,《本草纲目》言半夏能除"目不得瞑";秫米,《类经》注为"糯小米也",北人呼为小黄米,秫米性味甘凉能养营,和胃安眠,益阴而通利大肠。二药伍用,阴阳通,脾胃和,其人即可入睡。出自《内经》半夏秫米汤,谓"饮药后,复杯即瞑"。张锡纯云:"诚以半夏生当夏半,乃阴阳交换之时,实为由阳入阴之候,故能通阴阳和表里,使心中之阳渐渐潜藏于阴,而入睡乡也。秫米……取其汁浆稠润甘缓,以调和半夏之辛烈也。"凡胃中邪,阳跷脉盛,卫气行于阳而不交于阴者,此汤诚有佳效。多用于胃气不和,而夜卧不安者,有和胃安神之妙。

本人临证治疗顽固性失眠,伴有脾胃升降失调,脾虚不运,胃气难降,所致嗳气,心下胀满疼痛,常配合半夏秫米汤,疗效显著。用量:半夏 12~15g;秫米 15~30g。

5. **半夏配瓜蒌、薤白** 半夏辛温,燥湿化痰,除饮散结。治痰瘀于心;瓜蒌化痰导滞,宽中下气,开胸散结;薤白辛苦温而滑窍,温通阳气,有助于开窍除痰,善治胸痹。半夏与瓜蒌相伍,瓜蒌行气,半夏开结,一寒一温,相互促进、制约,共奏清热化痰、开结除痹之效。半夏与薤白相伍,化痰利于阳气通达,通阳有利于化痰,相互为用,既通阳又化痰。三药合用,加入适量黄酒,发挥药效。出自《金匮》瓜蒌薤白半夏汤。多用于胸痹,痰浊较甚,胸中满痛彻背,不能安卧者。如冠心病心绞痛,肋间神经痛等症。用量:半夏 12~15g;瓜蒌 15~30g;薤白 9~12g。

【用法用量】半夏煎服。常用量 9~15g。

【使用注意】阴虚燥咳,津伤口渴及血证者忌用,孕妇不宜用。

二、瓜蒌(《神农本草经》)

【性味归经】味甘、微苦,寒。归肺、胃、大肠经。

【功效及主治】主清热化痰,宽胸散结,润肠通便。主治痰热咳喘,胸痹,结胸,消渴、便秘,乳痈,疮毒。瓜蒌皮偏清化热痰,利气宽胸,瓜蒌子偏润燥化痰,滑肠通便。

【临床应用】

(一)瓜蒌临床功用

1. **瓜蒌功用认识** 润肺化痰,散结,滑肠。治痰热咳嗽,胸痹结胸,肺痿咯血,消渴,黄疸,便秘,痈肿初起。

《本草纲目》:张仲景治胸痹痛引心背,咳唾喘息,及结胸满痛,皆用瓜蒌实,乃取其甘寒不犯胃气,能降上焦之火,使痰气下降也。

《本草思辨录》:瓜蒌实之长,在导痰浊下行,故结胸胸痹非此不治。然能导之使行,不能逐之使去,盖其性柔,非济之以刚,则下行不力,是故小陷胸则有连、夏,瓜蒌薤白等汤则有薤、酒、桂、朴,皆伍以苦辛迅利之品,用其所长,又补其所短也。

2. **瓜蒌功用体会** 《本草正义》:蒌实入药,古人本无皮及子仁分用之例,仲景书以枚计,不以分量计,是其确证。盖蒌实能通胸膈之痹塞,而子善涤痰垢黏腻,一举两得。用量:瓜蒌 15~30g。

(1) **瓜蒌能开胸间热痰**:瓜蒌能开胸间及胃口热痰,故仲景治结胸有小陷胸汤,瓜蒌与半夏、黄连并用;治疗胸痹之病"喘息咳唾,胸背痛,短气,寸口脉沉而迟,关上小紧数",瓜蒌薤白白酒汤主之,"胸痹不得卧,心痛彻背者",瓜蒌薤白半夏汤主之。除此之外,还具有清化热痰、宽胸、润肠通便功效,主治痰热咳喘、便秘等肺系痰喘。

(2) **瓜蒌利气,散结以宽胸**:清肺胃之热而化痰通胸膈痹塞。张仲景治疗小结胸病,用小陷胸汤,瓜蒌与黄连、半夏为伍。

(二)瓜蒌配伍应用

1. **瓜蒌配枳实** 瓜蒌甘寒润降,能清上焦积热,宽胸涤痰散结,润肠通便;枳实善破结气而消痞消痰。二药伍用,瓜蒌清化胶结之痰浊,痰去则助气行;枳实破泄结气,气行助痰化,共奏破气泻痰、消痞开结之功,治咳喘,胸闷痛,痰黄稠难咳,伴大便秘结者为宜;或治气结不行,痰热内阻之心下痞坚;亦可治腑气不通,腹胀便秘。用量:瓜蒌 15~30g;枳实 12~15g。

2. 瓜蒌配薤白　瓜蒌涤痰宽胸,薤白辛温通阳,二药合用,治痰浊壅实胸膈,阳气不得宣通而成胸痹者。用量:瓜蒌 15~30g;薤白 9~12g。

3. 瓜蒌配白芥子　瓜蒌性寒体滑而润,长于清热化痰,开胸散结消痈,善治痰热互结之胸膈痞满;白芥子温燥性烈,善于化寒痰,咳喘气逆用之最宜。二药伍用,利气宽胸,涤痰散结,润燥相宜,多用于痰浊阻于胸肺所致气机不利,胸痛憋满。用量:瓜蒌 15~30g;白芥子 9~12g。

【用法用量】瓜蒌煎服,常用量 10~20g。

【使用注意】脾虚大便溏及寒痰、湿痰者慎服。

三、贝母(《神农本草经》)

【性味归经】味辛,平。归肺经。

【功效与主治】主伤寒,烦热,淋沥,邪气,疝瘕,喉痹,乳难,金疮,风痉。

【临床应用】

(一) 贝母临床功用

1. 贝母功用认识　润肺散结,止嗽化痰,治虚劳咳嗽,吐痰咯血,心胸郁结,肺痿,肺痈,瘿瘤,瘰疬,喉痹,乳痈。

2. 贝母功用体会　《本草别说》:贝母,治心中气不快,多愁郁者殊有功。

《本草纲目》:贝母乃肺经气分药也,仲景治寒实结胸,外无热证者,三物小陷胸汤主之,白散亦可,以其内有贝母也。

汪机:俗以半夏有毒,用贝母代之,夫贝母乃太阴肺经之药,半夏乃太阴脾经、阳明胃经之药,何可代也?

《本草汇言》:贝母,开郁、下气、化痰之药也。润肺消痰,止咳定喘,则虚劳火结之证,贝母专司首剂。故配知母,可以清气滋阴,配芩、连可以清痰降火;配芪、参可以行补不聚;配归、芍可以调气和营。用量:贝母 9~12g。

贝母与浙贝,同中有异,各有其功:贝母与浙贝均归肺、心经,均有清化热痰,开郁散结之功。浙贝苦寒泄降,最宜于外感风邪、热痰郁结所致的咳嗽痰稠;贝母苦甘微寒,清化之中又寓润燥之性,更宜于肺热燥咳及虚劳嗽。

（二）贝母配伍应用

1. 贝母配杏仁 贝母苦泄甘润,微寒清热,善能润肺化痰,又能清泄胸中郁结之气,适用于肺热燥咳,痰热咳嗽;杏仁能疏散肺经风邪,化痰祛湿,下气定喘止咳。二药伍用,一凉一温,一润一降,使气利痰消,喘自宁,用于肺虚久咳;又治外感风寒。用量:贝母 9~12g;杏仁 6~9g。

2. 贝母配黄芩、枇杷叶 贝母功擅清热润肺,化痰止咳;黄芩功擅清泄肺热,枇杷叶功擅降气止咳。诸药合用,共奏清热化痰止咳之功,用治痰热咳嗽。用量:贝母 9~12g;黄芩 12~15g;枇杷叶 12~15g。

3. 贝母配郁金、厚朴 贝母能散心胸郁结之气,主治郁痰;郁金、厚朴解郁行气,配伍应用治忧思过度,气机不舒,胸脘闷胀者,有化痰降气、解郁除胀之功。用量:贝母 9~12g;郁金 12~15g;厚朴 12~15g。

【用法用量】内服,煎汤,常用量 6~10g。

【使用注意】反乌头,脾胃虚寒及寒痰、湿痰不宜服。

四、天花粉(《神农本草经》)

【性味归经】味苦,寒。归胃、肺经。

【功效与主治】主消渴,身热,烦满,大热,补虚,安中,续绝伤。

【临床应用】

（一）天花粉临床功用

1. 天花粉功用认识 生津,止渴,降火,润燥,排脓,消肿,治热病口渴,消渴,黄疸,肺燥咯血,痈肿,痔瘘。

2. 天花粉功用体会 《本草正》:凉心肺,善解热渴。降膈上热痰,消乳痈肿毒。

《本草求真》:天花粉,较之瓜蒌,其性稍平,不似蒌性急迫,而有推墙倒壁之功也。至《经》有言安中续绝,似非正说,不过云其热除自安之意。

《药征续编》:凡渴有二证,烦渴者石膏主之,但渴者瓜蒌根主之。用量:天花粉 12~15g。

天花粉退五脏之郁热: 天花粉,退五脏郁热,如心火盛而舌干口燥,肺火盛而咽肿喉痹,脾火盛而口舌齿肿,痰火盛而咳嗽不宁,若肝火胁胀走注,肾火之骨蒸烦热,惟此剂能开郁结,降痰火,并能治之(《本草汇言》)。笔者临证用之,多能取效。

（二）天花粉配伍应用

1. **天花粉配知母** 天花粉甘寒清热生津，润燥止渴；知母苦润清热泻火。二药伍用，清热泻火，润燥生津之功尤著。用治温病热邪伤津，口干舌燥。用量：天花粉 12~15g；知母 9~12g。

2. **天花粉配贝母** 天花粉清热化痰，生津润燥；贝母化痰润肺止咳。二药伍用，共奏清热化痰润燥之功，用治痰热咳嗽，痰黄稠黏。用量：天花粉 12~15g；贝母 9~12g。

【用法用量】内服，煎汤，常用量 10~15g。

【使用注意】脾胃虚寒者慎用。

五、痰药补益

橘红主诸痰，为利气化滞之品。贝母主虚痰，为清热开郁之品。半夏主湿痰，为燥脾逐寒之品。花粉主热痰，为止渴生津之品。南星主风痰，为破结通经之品。胆星主惊痰，为益肝凉胆之品。蒌仁主老痰，为润肺利膈之品。芥子主结痰，为宽胸行胁之品。苏子主郁痰，为利膈定喘之品。常山主积痰，为截疟散邪之品。竹茹主热痰，为凉膈宁神之品。竹沥主火痰，为导热补阴之品。姜汁主行痰，为通络宣壅之品。海石主豁痰，为软坚消结之品。皂荚主搜痰，为祛浊稀涎之品。（《药品化义》）

附验痰法：寒痰清，湿痰白，风痰咸（外感），热痰黄，火痰绿，食痰黏，酒痰秽，惊痰结，郁痰浊，虚痰薄，风痰涩（胆风），老痰胶，顽痰韧，结痰闷。

庶辨寒热虚实，举其大略。总之，新而轻者，痰色清而白，若久而重者，痰色黄浊稠黏，甚至胶韧凝结，咳咯难出，渐成秽气，变黑带红，则为阴虚火痰，朝凉夜热。（《药品化义》）

第六章　燥　药

一、火麻仁(《神农本草经》)

【性味归经】味甘,平。归脾、胃、大肠经。

【功效与主治】主补中益气。久服肥健不老。

【临床应用】

(一) 火麻仁临床功用

1. **火麻仁功用认识**　润肠通便。主治肠燥便秘,亦可通淋活血,与他药配伍治疗消渴、热淋、月经不调、跌打损伤,外用治疥疮、癣癞、烫火伤等。用量:15~24g。

2. **火麻仁功用体会**　《伤寒明理论》:麻仁、杏仁润物也,润可去枯。脾胃干燥,必以甘润之物为之主。

《本草经疏》:麻子,性最滑利。甘能补中,中得补则气自益,甘能益血,血脉复则积血破,乳妇产后余疾皆除矣。风并于卫,则卫实而荣虚,荣者,血也、阴也。《经》曰阴弱者汗自出。麻仁益血补阴,使荣卫调和,风邪去而汗自止也。逐水利小便者,滑利下行,引水气从小便而出也。

《药品化义》:麻仁,能润肠,体润能去燥,专利大肠气结便闭。凡老年血液枯燥,产后气血不顺;病后元气未复,或禀弱不能运行皆治。大肠闭结不通,不宜推荡,亦不容久闭,以此同紫菀、杏仁润其肺气,滋其大肠,则便自利矣。

火麻仁润肠通便要药:火麻仁性味甘平,含有脂肪油,为润肠通便之要药。临证多用于大便秘结。尤其老年人,或热病之后,产后等津液不足所致大便燥结,常与桃仁、郁李仁、枳实、厚朴配合,效果更佳。

(二) 配伍应用

1. **火麻仁配杏仁**　火麻仁甘平益中,滋润肠燥;杏仁辛散苦温,体润滑降,可导大肠积滞。两药合而用之,滋润滑肠之力颇著,善治肠中津液枯涸,大便秘涩,五仁丸中即以此两药配伍为主。用量:火麻仁 15~24g;杏仁 6~9g。

2. 火麻仁配当归　当归为养血润肠之品,故与火麻仁相伍,长于养血滋阴,润肠通便,常用于治疗老年、病后、产后因津血不足而致的大便秘结,方如润肠丸。用量:火麻仁 15~24g;当归 12~15g。

3. 火麻仁配大黄　火麻仁润燥滑肠,大黄泻热通便,两者相配,可治疗肠胃燥热、津液不足之脾约便秘证,方如麻子仁丸。用量:火麻仁 15~24g;大黄 3~6g。

4. 火麻仁配金银花　两者相配可清泄胃中积热,可用于胃热所致的口腔炎。用量:火麻仁 15~24g;金银花 15~24g。

5. 火麻仁配紫苏子　紫苏子入肺经降气润肠,与火麻仁合用,可治疗产后便秘,及老弱体虚之气秘、风秘,方如《普济本事方》麻仁苏子粥。用量:火麻仁 15~24g;紫苏子 9~12g。

【用法用量】内服,煎汤 10~15g,打碎。外用,适量,研细末调敷,鲜者亦可捣敷或榨油涂。

【使用注意】火麻仁有小毒,不可多服或久服,以免中毒。畏牡蛎、白薇,恶茯苓。

二、秦艽(《神农本草经》)

【性味归经】味苦,平。归肝、胃、胆经。

【功效与主治】主寒热邪气,寒湿风痹,脚节痛,下水,利小便。

【临床应用】

(一) 秦艽临床功用

1. 秦艽功用认识　祛风除湿,和血舒筋,利尿,治风湿痹痛,筋骨拘挛。

2. 秦艽功用体会　秦艽苦降,辛润独专治燥:秦艽在《中药学》中为祛风湿药。其功祛风湿,清虚热,主治风湿痹痛,中风,半身不遂等。而《药品化义》将其列为燥类药。因为秦艽味苦辛,性凉,故独专治燥。盖燥因血热,渐至血亏,大肠本属阳明燥金。若血液衰耗则大便干结,煎熬肺金,不生肾水,至肺肾肠胃俱燥。

《本草征要》:秦艽,长于养血,故能退热舒筋。治风先治血,血行风自灭,故疗风无问新久。入胃祛湿热,故小便利而黄疸愈也。

《本经逢原》:秦艽,入手足阳明,以其去湿也;兼入肝胆,以其治风也。故手足不遂,黄瘅酒毒,及妇人带疾须之。凡痛有寒热,或浮肿者,多挟客邪,用此以祛风利湿,方为合剂。

《本草正义》:秦艽,《本经》谓之苦平,而《别录》加以辛及微温,以其主治风寒湿痹,必有温通性质也,然其味本苦,其功用亦治风热,而能通利二便,已非温药本色。后人且以治胃热黄疸烦渴等症,其非温性,更是彰明较著。用量:秦艽 12~15g。

(二) 秦艽配伍应用

1. 秦艽配茵陈　秦艽入肝胆经,能清肝胆湿热而退黄,茵陈尤为退黄要药,故两药相伍,可用于湿热黄疸之证。用量:秦艽 12~15g;茵陈 15~24g。

2. 秦艽配防风　两药均祛风胜湿,风家润药,散而不燥,故风湿痹痛无论寒、热、新、久,均可随证配伍应用,尤以痹证属热者为宜。用量:秦艽 12~15g;防风 9~12g。

3. 秦艽配鳖甲　秦艽疏风散邪,清热除蒸,鳖甲滋阴退虚热,两药合用,善治风劳骨蒸,为滋阴养血、清热除蒸名方秦艽鳖甲散之主要药物。用量:秦艽 12~15g;鳖甲 15~24g。

【用法用量】内服,煎汤,常用量5~10g。外用,适量,研末撒于患处。

【使用注意】久痛虚羸,下元虚寒溲多,脾虚便溏者慎用。

三、燥药补益

秦艽主清燥,为血热滋阴之品。麻仁主润燥,为气热利肠之品。(《药品化义》)

第七章 气 药

一、厚朴（《神农本草经》）

【性味归经】味苦，温。归脾、胃经。

【功效与主治】主中风，伤寒，头痛，寒热，惊悸，气血痹，死肌，去三虫。

【临床应用】

（一）厚朴临床功用

1. **厚朴功用认识** 厚朴与解利药同用，则治伤寒头痛；与痢药同用，温中益气，则厚脾胃。大抵苦温，用苦则泄，用温则补；消痰下气，厚肠胃，去腹胀满，故平胃散用之；若与枳实、大黄同用则能泄实满，故大柴胡汤用之；若与橘皮、苍术同用，则能除湿满；与人参、白术、麦芽同用，治虚满，故调中汤用之；又与半夏、胆星同用，燥湿清痰；与甘草、白术同用，能和中健胃；与枳壳、莱菔子同用能下气宽肠。

厚朴，主中风、伤寒头痛、寒热，气血痹死肌者，盖以风寒外邪，伤于阳分，则为寒热头痛；风寒湿入腠理，则气血凝涩而成痹，甚则肌肉不仁，此药辛能散结，苦能燥湿，湿热能祛风寒，故悉主也。三虫亦肠胃湿热所生，苦能燥湿杀虫，故亦主之也。《本草经疏》）

2. **厚朴功用体会** 《名医别录》：又主温中、消痰、下气，疗霍乱，及腹痛胀满，胃中冷逆，胸中呕不止，泄痢心烦满者，何莫非肠胃气逆壅滞，及痰饮留结，饮食生冷所致。得此下泄开通，温热暖肾，则诸证不求其止而止矣。

《本草经疏》：《本经》又主惊悸及《别录》除惊去留热者，皆非所宜。惊悸属心虚，于脾胃绝无相干，气味大温之药，又岂能去留热哉。至益气厚肠胃，盖亦指邪气去，正气自益之谓，积滞消肠胃自厚之意耳，非消散之外，复有补益之功也，用者详之。用量：厚朴 12~15g。

（1）**厚朴除满之要药**：厚朴味苦辛、性温燥，既燥湿、行气，又消积、化滞，临证不论湿阻、食积、气滞或脾胃虚寒，凡有胀满之症，均可以此散满除胀并分别配伍化湿、行气、攻下、化痰、补肺药物,以加强疗效。此外,厚朴还可平喘、治咳嗽气喘痰多等。如外感风寒,平时经常喘促,用"桂枝汤加厚朴杏子佳"。

(2) 太阳病误下致微喘:《伤寒论》第 43 条:太阳病,下之微喘者,表未解故也,桂枝加厚朴杏子汤主之。厚朴能降气,以治胸腹胀满,气上逆而喘咳之证。厚朴生用偏于下气;姜汁炒用,偏于止呕。

(二) 厚朴配伍应用

1. 厚朴配半夏 厚朴辛开苦降泻实,行气消胀除痞,为行气化湿,消胀除满之要药;半夏辛散温燥,开泻滑利,长于燥湿化痰,降逆消痞。二药同入脾胃。偏治气滞、痰湿,相伍为用,增加燥湿化痰、行气降逆、消痞散结之功。多用于痰气凝结之胸闷咳喘、梅核气,脘腹胀满等证。临证常用半夏厚朴汤,治疗咽部异物感,吐之不出,吞咽不下,燥湿化痰,行气散结。用量:厚朴 12~15g;半夏 12~15g。

2. 厚朴配干姜 厚朴辛开苦降泻实,以下气化湿除满为主;辅以干姜辛热之气味,长于温脾,散里寒,为温中散寒之要药。二药相伍,温中化湿以祛中焦寒湿,行气消胀以疗肠胃气滞。临证广泛应用于慢性腹泻、腹痛及妇女白带等属寒湿气滞者。用量:厚朴 12~15g;干姜 12~15g。

3. 厚朴配枳实 厚朴苦温,主下气,以行气、降逆消胀为主;枳实苦微寒,破气消积除痞见长,故洁古曰:"非枳实不能消痞。"二药相伍,一寒一热,相反相成,多用于胸腹胀满,或喘满呕逆,便结不通等症,方如小承气汤。阳明腑实,热邪与积滞互结,方中大黄泻热破积,荡涤胃肠实热积滞,辅以枳实破气消痞,泻浊除积,厚朴行气,运脾除满。用量:厚朴 12~15g;枳实 12~15g。

4. 厚朴配黄芩 厚朴苦温,善除胃肠之气滞,而燥脾家之湿浊,既能下有形之积(食疾)又能散无形之滞(气、寒);黄芩苦寒,清热燥湿,泻火解毒。二药相伍,一温一寒,既清热又化湿,多用于脾胃湿热,胀满痞闷,呕恶,舌苔黄腻等症。用量:厚朴 12~15g;黄芩 12~15g。

【用法用量】厚朴煎服,常用量 9~15g。

【使用注意】本品性偏温燥,故阴虚津枯者不宜,孕妇亦应慎用。

二、枳实(附:枳壳)(《神农本草经》)

枳实与枳壳为一物,皆为芸香科植物枸橘、酸橙的果实,因收之迟早而异名。二者性味功效相似,枳实力强,枳壳力缓。

【性味归经】味苦,寒。归脾、胃经。

【功效与主治】主大风在皮肤中,如麻豆苦痒。除寒热结,止利,长肌肉,利五脏,益气轻身。

【临床应用】

(一) 枳实临床功用

1. 枳实功用认识 枳实色黄,味大苦。专泄胃实。性猛酷而速下,开导热结,有推墙倒壁之功。故主中脘以治血分,疗脐腹间实满,消痰癖,祛停水,逐宿食,破结胸,通便闭,非此不能也。若痞满者,因脾经有积血,如脾无积血则不满;若皮肤作痒,因积血滞于中,不能荣养肌表;若饮食不思,因脾气郁结,不能运化,皆取其辛散苦泻之力也。为血分中之气药,惟此称最。(《药品化义》)

枳实治疗大风病初起,邪毒侵害皮肤,起痞瘟皮疹,如豆粒奇痒,是因积血滞于中,肌表失养。能通寒热结滞,开导坚结,性猛而速下。破气、消痞是因脾经积血,佐以大黄,"非枳实,不能消痞"。

2. 枳实功用体会

(1) 消痞健运枳术汤:《汤液本草》曰:"壳主高而实主下。高者主气;下者主血,主气者,在胸膈;主血者,在心腹。"用量:枳实 12~15g。

仲景治"心下坚,大如盘,边如旋盘,水饮所作,枳术汤主之"。枳实主下、主血,"血不利则为水",心下坚是因水饮所作。用枳实七枚,白术三两,水煎服,枳实泄水而消痞,白术燥土而补中。"非白术不能去湿;非枳实不能除痞",腹中软即消。

(2) 长肌肉,利五脏,益气轻身:枳实,古今皆知其破,而不知其补,《本经》所说"长肌肉,利五脏,益气轻身"有重要临床意义。脾胃为后天之本,气血赖以生化,肌肉赖以充养。脾为阴土,喜燥而恶湿,气以运为顺;胃为阳土,喜润而恶燥,气以通为用。所以脾病湿,胃病结。外湿、内湿均可致脾失健运,气血痰食亦可令胃气壅结,气机阻滞,运化失常,因而后天受困而气血生化不足,则必定乏力,肉削。枳实苦而兼辛,苦能燥湿,湿去则脾健;苦能降泄,降浊则胃气降。辛能行滞散结,助肝疏泄,推陈布新。用量:枳实 12~15g。

(3) 实痞可消,虚痞可补:①实痞可消。《名医别录》言枳实主除胸胁痰癖,逐停水,破结实,消胀满,心下急痞痛;性专消导,破气损真。②虚痞可补。《本草经疏》:凡中气虚弱,劳倦伤脾,发为痞满者,当用补中益气补其不足,则痞自除。枳实益气之以用人参、干姜、白术。③心中痞,补则消,虚则补。《金匮要略》

胸痹心痛短气病篇曰:"胸痹心中痞,留气结在胸,胸满,胁下逆抢心,枳实薤白桂枝汤主之;人参汤亦主之。"仲景的这条条文,就是对"心中痞"虚实的辨证,并给出两个方子,即枳实薤白桂枝汤、人参汤。用量:枳实12~15g。

(4) 痰湿壅盛,顽痰久咳导痰汤:导痰汤出自《校注妇人良方》卷六,由《太平惠民和剂局方》二陈汤衍化而来,功能燥湿豁痰,行气开郁,主治痰涎壅盛,胸膈痞满。用量:枳实6~12g。

汪某,女,46岁。伏痰久饮10年余,近期复感外寒,病情加重,胸胁满闷,咳嗽,痰白胶黏难出,伴少许黄痰,恶心,头痛头晕,脉弦滑有力,舌苔白腻,投导痰汤加味。药用:清半夏15g,枳实15g,南星9g,茯苓15g,广陈皮10g,炙甘草6g,生姜12g,皂荚6g,白芥子10g。4剂,水煎服。患者服3剂,白黏痰减半,诸症减轻。服14剂后,痰清咳止,痞满得消。方中南星燥湿化痰,祛风散结,枳实下气行痰,有泻痰冲墙倒壁之力,共为君药;半夏功专燥湿祛痰。广陈皮行气健脾、化痰;茯苓渗湿,甘草和中;皂荚开窍通闭,祛痰止咳,白芥子利气豁痰。全方共奏行气导痰之功,气顺痰自降,顽痰久咳告痊。

(5) 枳实薤白桂枝汤与人参汤鉴别:枳实薤白桂枝汤治疗胸痹,与人参汤相比是一虚一实,虚是阳气虚,实是痰浊实。由于胸中阳气虚,又有痰浊堵塞而痹。"心中痞,气结在胸,胁下逆抢心"就是实痞,枳实薤白桂枝汤主要治疗实、逆、痰,归根到底是阳气虚所致。痰是因为阳气不足,不能正常运化,液聚成痰;逆是因为寒气,使得胸中阳气不足,寒气乘虚上冲;桂枝辛温芳香,平虚寒之冲逆而助枳、朴散结气,使上逆之气归位。

阳气不足,虚寒之气上逆,用桂枝温通,用枳实下气,瓜蒌、薤白豁痰,温中散结,胸痹可愈。

人参汤治疗虚痞,其证中虚多寒,中虚就是胃气虚,胃虚有寒停饮,表现为心中痞,气短,呕逆,肢冷,头晕。方中人参大补元气为君,干姜温中散寒,白术、甘草健脾燥湿祛痰,心脾元阳得到足够补充,才能通痹止痛。本人临证治疗心中虚痞伴有心包气郁时,常用人参汤加枳实散结气,桂枝通心阳,除寒气,通血脉,温阳气,凌霄花散肝血,活心血,走心包之里,旋覆花疏理肝经气血同时,疏理心包之气血,疗效更佳。用量:枳实6~12g。

(二) 枳实配伍应用

1. 枳实配竹茹　枳实气香味厚,长于降气消痰;竹茹苦寒性滑,润而降浊,涤痰止呕。二药伍用,清胃泄胆,降气化痰。多用于胆胃不和,痰热上扰而眩晕,呕吐,心悸,失眠等症。用量:枳实 6~12g;竹茹 9~12g。

2. 枳实配芍药　枳实破气理气,导脾胃积滞;芍药养血,柔肝,敛肝气。二药伍用,通敛合伍,通不伤正,敛不碍滞,调节有度,多用于肝脾不调,肝胃不和,脘腹胀满隐痛,胁肋胀痛,嗳气吞酸,呕吐或嘈杂等症。用量:枳实 12~15g;芍药 12~15g。

附:枳壳

枳实力猛,破气除痞,消积导滞;枳壳力缓,理气宽中。消胀除满多用枳壳。时珍曰:"壳、实上世未分,魏晋始分用,洁古、东垣分壳治上、实治下;海藏始分壳主气、实主血,然仲景治上焦胸痹痞满用枳实,古方治下血痢痔,肠秘后重用枳壳,则实不独治下,而壳不独治上也。"用量:枳壳 15~18g。

【临床应用】

枳壳,泻肺脏,宽大肠。结气胸中,两胁虚胀急服;发疹肌表,遍身苦痒者宜加,逐水饮停留,关节不利。破痰癖积聚,宿食亦推,能损至高之气,不宜服多。虚怯劳伤,尤当全禁。(《本草蒙筌》)

【用法用量】枳实煎服,常用量 12~15g;治内脏下垂用量宜大,15~30g。枳壳煎服,常用量 15~18g;治内脏下垂用量宜大,15~60g。

【使用注意】枳实,脾胃虚弱无气滞食积者忌用,孕妇慎用;枳壳,肝肾阴血亏损,脾虚气弱及孕妇慎用。

三、香附(《本草纲目》)

【性味归经】味辛、微苦、甘,平。归肝、三焦经。

【功效与主治】理气解郁,止痛调经。治肝胃不和,气郁不舒,胸腹胁肋胀痛,痰饮痞满,月经不调,崩漏带下。

【临床应用】

(一)香附临床功用

1. 香附功用认识　气香,味辛能散,微苦能降,微甘能和。乃血中气药,通行十二经,八脉气分,主一切气。利三焦,解六郁。治多怒多忧,痰饮积聚,痞满腹胀,霍乱吐泻,痈疽疮疡。吐血便血,崩中带下,月经不调。(《本草从新》)

2. 香附功用体会　《本草述》:香附,主治诸证,当审为血中之气病。如七情抑郁者开之,以心包络主血也;中焦脾胃所生病,如霍乱吐逆及饮食积聚,痰饮痞满能畅之,以胃生血,脾统血也;下焦肝肾所生病,如下血、尿血及女子崩漏、带下、月经不调等证,亦以胃脾为血之元,肝固血之脏,肾乃血之海也,此味于血中行气,则血以和而生,则气有所依而健运不穷,是之谓生,是之谓益气,非二义也。用此补血味中,乃能使旧血和新血生,即气虚而事补益者,亦借此为先导,去虚中之著。

(1) 气病之总司:本人临证善用香附,作为疏肝理气解郁之要药,调经止痛之主药。香附辛能散肝之郁,苦能降肝气之逆,甘能缓肝气之急,性平而无寒热之痹,常用于抑郁症之肝气郁结、心烦易怒、表情淡漠等。

临证见有胸膈痞满,脘腹胀痛,吞酸,呕吐,饮食不化,善用越鞠丸。本方通治气血痰火湿食六郁,"香附专属开郁散气",故为本方行气解郁主要药物,使气行则血行,气行则湿化,湿化则脾健,脾健则痰湿化,而火郁亦无由生矣。

(2) 妇科之主帅:临证见有月经不调,痛经,闭经,经前乳房胀痛诸症,善用香附调经止痛,理气解郁。香附行气分,亦入血分,患者往往先有气滞,调理不当,气滞入血分而瘀,香附用之气血双调。如肝气郁结,胁肋胀痛甚者加枳壳、郁金、青皮、当归、白芍,若肝郁痰凝而致乳房胀痛结节成块者,酌加夏枯草、浙贝母、王不留行、连翘、橘核等理气化痰、软坚散结、化瘀通络之品。

(二) 香附配伍应用

1. 香附配木香 香附与木香均有行气止痛之功,香附味辛、微苦而甘,入肝经,善调肝经气郁诸症;木香辛苦温,气味浓烈,且入脾胃大肠,善治脾胃肠道气滞诸症。二药伍用,多用于肝郁气滞之胸闷胁痛,脘腹胀痛,泄泻,食积等症。用量:香附 15~18g;木香 9~12g。

2. 香附配白芍 香附既善行气分,又入血分,长于疏肝解郁,调经止痛;白芍苦酸微寒,善调肝经血分,柔肝止痛,为肝家要药。二药伍用,气血兼施,疏肝理气,调经止痛,多用于郁证,月经不调,痛经,胁腹胀痛等症。用量:香附 10~15g;白芍 15~24g。

【用法用量】香附煎服,常用量 10~15g。

【使用注意】体虚气弱者慎用。

四、橘皮(附:橘络、橘核、化橘红、青皮)(《神农本草经》)

现代本草,橘皮又称陈皮。

【性味归经】味辛,温。归脾、肺经。

【功效与主治】主胸中瘕热,逆气,利水谷。久服,去臭,下气,通神。

【临床应用】

(一) 橘皮临床功用

1. 橘皮功用认识　理气,调中,燥湿化痰。治胸腹胀满,不思饮食,呕吐哕逆,咳嗽痰多,亦解鱼蟹毒。

《本草经疏》:橘皮,去胸中瘕热逆气,气冲胸中呕咳者,以肺主气,气常则顺,气变则逆,逆则热聚于胸中而成瘕,瘕者假也,如痞满郁闷之类也。辛能散,苦能泄,温能通行,则逆气下,呕咳止,胸中瘕热消矣。脾为运动磨物之脏,气滞则不能消化水谷,为吐逆、霍乱、泄泻等证。苦温能燥脾家之湿,使滞气运行,诸证自瘳矣。

2. 橘皮功用体会　《本草纲目》:橘皮,苦能泻能燥,辛能散,温能和。其治百病,总是取其理气燥湿之功,同补药则补,同泻药则泻,同升药则升,同降药则降。脾乃元气之母,肺为摄气之籥。故橘皮为二经气分之药,同杏仁治大肠气闭,同桃仁治大肠血闭,皆取其通滞也。他药贵新,惟此贵陈。用量:橘皮15~30g。

(1) 理气降逆,益胃清热,橘皮竹茹汤:《金匮要略》呕吐哕下利病篇曰:"哕逆者,橘皮竹茹汤主之。""哕逆者",在生姜半夏汤、半夏干姜散方、橘皮汤中均有哕逆,干呕不断就是哕。本文中"哕逆者"方中用大量橘皮二升,对顽固哕逆用橘皮治疗相当有效。

呃逆、呕吐有寒热虚实之分,通过以药测证,橘皮、竹茹各用二升,竹茹微寒清热止呕,橘皮燥湿化痰治呕吐哕逆,可知胃有热,而用人参、大枣、生姜、甘草益胃气、和胃止呕,说明是虚热,气失和降所致。治则益胃清热、理气降逆。多用于久病体弱或吐下后,胃虚有热,气失和降,呃逆或呕吐,舌嫩红,脉虚热的治疗。用量:橘皮15~60g。

王某,男,20岁。1969年11月初诊。这个患者是本人50年前治疗的温州下乡的知识青年,当时本人是赤脚医生。患者由于饮食生冷,胃部不适,出现恶心、呕吐胃内容物,伴有连续不断呃逆,患者为了达到病退返城目的,拒绝治疗,而致病情逐渐加重,每顿饭后均呕出全部胃内容物,持续1月余,气短乏力,口干舌红少苔,欲余治疗。证属胃虚有热,胃失和降,投以橘皮竹茹汤加味:橘皮40g,竹茹12g,党参15g,生姜12g,大枣6枚,姜半夏10g,茯苓12g。4剂,水煎服。

二诊:药后患者呃逆减轻,但仍频繁呕吐不止,日渐消瘦,不能劳动。上方加减治疗1月仍不见好转,本人查找《金匮要略》的橘皮竹茹汤,其中橘皮用二升,于是将方中橘皮用至60g、竹茹用20g,7剂。服药后,患者呕吐明显减轻,呃逆缓解,随症加减治疗1个月,哕逆止,体重增加,气短乏力明显改善。通过治疗这个患者,我认识到,橘皮确实是一味治疗哕逆的特效药,但是用量一定要大,正如《金匮要略》方中橘皮用二升,相当于现在30g左右。

(2) 益气消痞祛饮,方用茯苓饮:《外台》茯苓饮,治心胸中有停痰宿水,自吐出水后,心胸间虚,气满不能食,消痰气,令能食。

此方病机上、中二焦气弱,水饮入胃,脾不能转归于肺,肺不能通调水道,以致停积,为痰、为水。吐之则下气因而上逆,积于心胸,是谓虚,气满不能食,当以人参、白术、茯苓健脾益气利水,橘皮、枳实理气宽胸消痰,生姜温胃止呕去水。而宣扬推布上焦,发散凝滞,使益气而消水气,逐痰饮,诸症以除。用量:橘皮15~30g。

(3) 健脾降浊治痰饮:用量:橘皮15~30g。

赵某,女,48岁。2020年6月11日初诊。患者既往患慢性支气管炎。因感冒咳嗽、咳痰加重,感冒治愈后,自觉胸膈痞闷,恶心、纳呆。咳吐白色泡沫样痰,量多,不易咳出。伴有气短乏力,肢体困倦,舌淡白,苔白润,脉滑。中医诊断痰饮,证属脾肺气虚,生痰化浊,治以益气健脾,温化痰饮,方用茯苓饮加味:生晒参9g,苍术12g,茯苓15g,橘皮12g,生姜12g,枳实12g,姜半夏12g,炙甘草6g,细辛9g,桂枝9g。7剂,水煎服。

二诊:服药后咳嗽减轻,痰量减少,上方加三仙各9g。加减治疗半月余,饮消,乏力、食欲明显好转,以丸药巩固治疗。

(二) 配伍应用

1. 橘皮配桑白皮　橘皮味辛、苦,辛散苦降,性温和,为脾、肺气分之药,行气健脾,调中快膈;桑白皮味甘、辛,性寒,入肺经,善走肺中气分,清肺、泻火、散瘀血,清痰止咳平喘。二药伍用,多用于脘腹胀满、纳差、呃逆、面目四肢肿满,小便不利,咳嗽,痰黄而喘等症。用量:橘皮15~30g;桑白皮12~15g。

2. 橘皮配半夏　两药均入脾、胃、肺经。均有燥湿化痰,降逆止呕之功。橘皮长于治疗湿困脾胃,气机阻滞之咳嗽痰多;半夏长于燥湿化痰,和胃止呕。二药伍用,功效相互促进,多用于痰湿咳嗽,咳痰量多色白,胸胁痞满等症,方如二陈汤。用量:橘皮15~30g;半夏12~15g。

附:橘络、橘核、化橘红、青皮

(1) 橘络:为橘瓤上的筋膜,性味甘苦平,入肝、脾二经。功能通络化痰,顺气活血。治经络气滞,久咳胸痛。痰中带血,伤酒口渴。用量:橘络12~15g。

（2）**橘核**：为橘的种子。性味苦平，入肝、肾经。功能理气，散结，止痛。适用于疝气痛、睾丸肿痛，腰痛，膀胱气痛。用量：橘核 12~15g。

（3）**化橘红**：为柚的果皮。市售商品规格颇多，有化橘红（绿毛橘红）、赖氏橘红、五爪橘红等名称。化橘红性味苦辛温。归手足太阳、太阴、阳明经。功能消痰利气，宽中散结，燥湿化痰，消食。适用于风寒咳嗽，喉痒痰多气逆，食积，伤酒等症。用量：化橘红 15~30g。

（4）**青皮**：又称青橘皮。为芸香科常绿小乔木植物橘未成熟的果皮。青皮气温，味苦而辛，归肝、胆、胃经。主气滞、下食，破积结及膈气。主治肝气郁结所致的胁痛，经前乳房胀痛，疝气以及食积胃痛。用量：青皮 9~12g。

（5）**橘皮与青皮区别**：橘皮，利气，虽有类于青皮，但此气味辛温，则入脾、肺而宣壅，不如青皮专入肝疏泄，而无入脾燥湿、入肺理气之故也。治火痰童便制，寒痰姜汁制，治下焦盐水制。（《本草求真》）

【用法用量】橘皮煎服，常用量 10~30g；橘络：10~15g；橘核：10~15g；化橘红：10~24g；青皮：6~9g。

【使用注意】橘皮，阴虚燥咳，或吐血、咯血者不宜服。青皮：气虚有汗者忌用。

五、桔梗（《神农本草经》）

【性味归经】味辛，微温。归肺、胃经。

【功效与主治】主胸胁痛如刀刺，腹满肠鸣幽幽，惊恐悸气。

【临床应用】

（一）桔梗临床功用

1. 桔梗功用认识 开宣肺气，祛痰排脓。治外感咳嗽，咽喉肿痛，肺痈吐脓，胸满胁痛，痢疾腹痛。

《本草经疏》：桔梗，观其所主诸病，应是辛苦甘平，微温无毒。其主惊恐悸气者，心脾气血不足则现此证，诸补心药中，借其升上之力，以为舟楫胜载之用，此佐使之职也。

带状疱疹重用桔梗：桔梗用量 15~30g。

孙某，男，58 岁。2021 年 9 月 28 日初诊。患者右侧腰部出现大片状簇集性水疱，多呈带状分布，伴有疼痛，瘙痒，经西医静脉注射抗病毒制剂及口服阿昔洛韦，水疱及红疹减少，疼痛加重，欲中医治疗。

刻下：右腰部出现大片状红斑，簇集性水疱，累累如串珠、呈带状。心下胀满，纳差恶心，大便 2~3 天一行，便干，身体灼热，伴有寒热往来，舌尖红，苔黄腻,脉沉弦有力,证属少阳湿热,阳明郁热,治以清利湿热,方用小柴胡汤、瓜蒌散、小承气汤加减。药用:柴胡15g,黄芩15g,生甘草9g,瓜蒌30g,红花9g,金银花20g,青蒿15g,升麻9g,枳实15g,炙大黄4g,厚朴15g,生石膏30g,生薏苡仁30g,泽泻15g,砂仁6g。4剂颗粒剂,冲服。

二诊:服药后口苦减轻,簇集性水疱减轻,心下胀满好转,大便3~4天一行,全身疼痛。上方加芒硝6g、败酱草20g、桔梗15g。患者诸症减轻,惟以腰部带状疱疹疼痛难忍,如刀割样疼痛。上方桔梗加至30g,服3剂后疼痛明显减轻。《本经》曰:桔梗,主胸胁痛如刀刺。此案体会到桔梗对带状疱疹沿神经分布疼痛效果显著。

2. 桔梗功用体会 《本草崇原》:桔梗,治少阳之胁痛,上焦之胸痹,中焦之肠鸣,下焦之腹满。又惊则气上,恐则气下,悸则动中,是桔梗为气分之药,上中下皆可治也。

《本草正》:桔梗气轻于味,其性浮。用此者用其载药上升,故有舟楫之号。入肺胆胸膈上焦,载散药表散寒邪;载凉药清咽疼喉痹,亦治赤目肿痛;载肺药解肺热肺痈,鼻塞唾脓,咳嗽;载痰药能消痰止呕,亦可宽胸下气。引大黄可使上升,引青皮平肝止痛,能解中恶蛊毒,亦治惊痫怔忡。用量:桔梗12~15g。

痰浊阻肺,禁用滋涩之品:实验研究显示桔梗开宣肺气,祛痰排脓,通过刺激口腔咽喉促进气道分泌,引起咳嗽,促进痰液排出;使支气管黏膜分泌增加稀释痰涎,使痰液易排出。用量:桔梗12~15g。

石某,男,27岁。2021年9月9日初诊。该患感冒后咳嗽,咳吐大量白痰,且不易咳出,伴有胸闷,经西医消炎不见好转。既往血压偏低,时而头晕乏力,欲中医治疗。刻下:咳吐大量白痰,胸胁满闷,大便溏,舌质淡红,苔白厚,脉弦滑有力。证属痰湿蕴肺,肺失和降,治以宣肺,燥湿化痰。药用:清半夏15g,茯苓15g,陈皮15g,炙甘草6g,桔梗12g,紫菀12g,款冬花12g,苍术12g,厚朴12g,干姜3g。4剂,水煎服。

二诊:服药后咳嗽加重,咳痰明显减轻,胸闷减轻,大便成形。自觉头晕,口干,肢冷,血压95/60mmHg。上方加五味子12g,麦冬15g,石斛10g,4剂。患者服2剂后,咳嗽、咳痰加重,痰量增加,胸闷、气短乏力略好转,血压100/65mmHg。上方减五味子、麦冬、石斛,加炒薏苡仁20g、远志10g,桔梗加至15g,4剂。喘平,咳少许白痰,诸症减轻。本案证因痰湿蕴肺,经宣肺燥湿化痰,诸症明显改善。后因头晕血压偏低加生脉饮及滋润之品,痰量增加。当咳嗽不爽,痰量增加,不易咳出时予服滋润之品,恐使痰湿增加,列此案予以警示。

（二）桔梗配伍应用

1. 桔梗配鱼腥草 桔梗升散开发,宽胸膈,行滞气,祛痰排脓,长于宣肺利窍;鱼腥草辛香气寒,清热解毒,能清热痰,消壅滞,攻坚积,为内外痈疮之要药。二药伍用,清热解毒,排脓消痈功效显著。多用于痰热郁肺而致咳嗽,痰黏黄稠难咳,或咳吐脓血痰及肺痈等症。用量:桔梗 12~15g;鱼腥草 15~24g。

2. 桔梗配蝉蜕 桔梗专入肺经,能利能宣,为化痰止咳、利咽开音之要药;蝉蜕味辛甘寒入肺,清轻升散,疏风散热,透疹止痒,为祛风止痉之要药。二药伍用,利咽排痰止咳、止痒,治痰浊、热痰。多用于痰热郁肺及痰浊之咳嗽,过敏性咽炎及风痰所致咳嗽、咽痒。用量:桔梗 9~12g;蝉蜕 9~12g。

【用法用量】桔梗煎服,常用量 6~12g。

【使用注意】阴虚久咳及咯血者禁服。内服过量刺激胃黏膜。

六、木香(《神农本草经》)

【性味归经】味辛,温。归肺、肝、脾经。

【功效与主治】主邪气,辟毒疫温鬼,强志,主淋露,久服不梦寤魇寐。

【临床应用】

（一）木香临床功用

1. 木香功用认识 行气止痛,温中和胃。治中寒气滞,胸腹胀痛,呕吐,泄泻,下痢,里急后重,寒疝。

2. 木香功用体会 《本草正义》:木香芳烈,自可以消除秽浊之气。强志者,芳香之香,足以振精神也。淋露有因于清阳下陷者,木香温升,故能治之。若热结于下者,必非所宜。治温疟者,亦即燥湿辟恶之义。治气劣、气不足,则升动清阳而助正气也。行药者,气为血帅,自能为百药导引耳。近人更用之于滋补药中,恐滋腻重滞,窒而不灵,加此以疏通其气,则运行捷而消化健,是亦善于佐使之良法,疝瘕积聚,滞下肠澼,此为必须之药。用量:木香 9~12g。

(1) 行药者,木香为百药导引:广木香,《本草》言治气之总药,和胃气,通心气,降肺气,疏肝气,快脾气,暖肾气,消积气,温寒气,顺逆气,达表气,通里气,管统一身上下内外诸气,独推其功。(《本草汇言》)

治疗某患者,心下胀满不舒,频繁呃逆、纳差,伴有口干、口苦,大便不畅秘结,证属太阴脾胃气虚,少阳郁热,前医健脾理气,清解少阳治疗 2 月余,脘腹胀不减,不排气,观其前方,并加木香9g,旋覆花9g,服 1 剂,得矢气,胀满缓解,2 剂而愈。木香自能为百药导引耳;诸花皆升,旋覆花独降,升降调达而愈。

(2) **三焦气分之药**：《本草纲目》言木香乃三焦气分之药,能升降诸气。诸气膹郁,皆属于肺,故上焦气滞用之者,乃金郁则泄之也;中气不运,皆属于脾,故中焦气滞宜之者,肺胃喜芳香也;大肠气滞则后重,膀胱气不化则癃淋,肝气郁则为痛,故下焦气滞者宜之,乃塞者通之也。

临证既往总觉得木香是破气药,气滞时用量极小,疗效不显。学习《神农本草经》《本草纲目》后,认为木香为治气之总药,管统一身上下内外诸气,且对三焦气滞有较好作用,破气力量并不显著。

(二) 配伍应用

1. 木香配陈皮　木香、陈皮均为味辛性温之品,均有理气之功。木香尚能温中止痛,陈皮能健脾燥湿化痰,二药伍用,起协同作用,加强行气消胀止痛之力,多用于中焦气滞或兼寒痰中阻之脘腹胀痛。用量:木香 6~9g;陈皮 15~24g。

2. 木香配黄连　木香具行气止痛之功;黄连清热燥湿。二药伍用,清热燥湿,行气止痢。多用于湿热痢疾,胸膈痞闷,赤白痢下,腹痛里急。用量:木香 6~9g;黄连 12~25g。

【用法用量】木香煎服,常用量 6~9g。不宜久煎。

【使用注意】木香辛苦气温而燥,阴虚内热之脘腹痛者慎用;过用则耗伤阴液。

七、川楝子(《神农本草经》)

【性味归经】味苦,寒,有小毒。归肝、胃、小肠经。

【功效与主治】主温疾、伤寒大热烦狂,杀三虫疥疡,利小便,水道。

【临床应用】

(一) 川楝子临床功用

1. 川楝子功用认识　除湿热,清肝火,止痛,杀虫。治热厥心痛,胁痛,疝痛,虫积腹痛。

2. 川楝子功用体会　楝实,导小肠膀胱之热。因引心胸相火下行,故为心腹痛及疝气要药。用量:川楝子 9~12g。

《本草经疏》:楝实,主温疾伤寒,大热烦狂者,既在阳明也,苦寒能散阳明之邪热,则诸证自除。膀胱为州都之官,小肠为受盛之官,二经热结,则小便不利,此药味苦气寒,走二经而导热结,则水道利矣。

《本经逢原》:川楝,苦寒性降,能导湿热下走渗道,人但知其有治疝之功,而不知其荡热止痛之用。

(1) 川楝子功用特点：理气药大多辛温香燥，而本品苦寒，故用于气滞诸痛有火有热者为佳。本品与苦楝根皮为同一植物，而药用部位不同，均有清热燥湿杀虫作用，但川楝子的杀虫作用不及苦楝根皮，而后者无理气止痛作用。故虫积腹痛者，以苦楝根皮为佳。

(2) 川楝子为疝气要药：前人经验认为川楝子为治疝气要药，但其性寒凉，须配合小茴香、荔枝核、吴茱萸、乌药同用。本品还能入肝经疏肝气，故常用于治疗肝气痛、肝气胀、胁痛等。

（二）川楝子临床配伍

1. **川楝子配延胡索**　川楝子能清泻肝火，行气解郁止痛，延胡索能行气活血止痛，两者配伍，起协同作用，加强理气止痛之功。用于肝气郁滞，气郁化火之胸胁或脘胁疼痛，口苦，烦躁者。用量：川楝子 9~12g；延胡索 12~15g。

2. **川楝子配枸杞子**　川楝子有清肝理气止痛作用，枸杞子能养阴柔肝。两者配用，养阴不致滋腻，疏肝不伤正气，可治疗肝阴不足，肝气不疏之胸脘胁痛，口苦吞酸者。方如一贯煎。用量：川楝子 9~12g；枸杞子 12~15g。

3. **川楝子配小茴香**　川楝子性味苦寒，能清肝火，理气止痛；小茴香辛温、散寒以止痛。配伍同用，一寒一热，寒泻温通，具有较强的疏肝理气止痛作用。可治疗肝经寒热互结，气机阻滞之小肠疝气，痛引睾丸少腹。也可用于下焦湿阻气滞之膏淋。方如导气汤。用量：川楝子 9~12g；小茴香 6~9g。

4. **川楝子配香附**　两者均入肝经，主疏肝理气止痛，然前者味苦性寒，能泄肝热；后者味辛甘、性平，专司理气。两者配伍，疏肝清热与行气止痛并举，为治疗肝郁气滞，气郁化火之胸闷胀痛，乳房胀痛，善太息，月经不调，目赤肿痛等症所常用。用量：川楝子 9~12g；香附 12~15g。

【用法用量】内服，煎汤 5~10g，或为丸散。外用，研末调敷。

【使用注意】脾胃虚寒者忌服。

八、气药补益

藿香为和气开胃之品。厚朴、腹皮主治气满，为平胃宽胀之品。香附、乌药主治气郁，为快滞散结之品。木香、槟榔主治气壅，为调中降下之品。桔梗、陈皮主治气膈，为升提开散之品。苏梗、枳壳主治气逆，为宽胸利膈之品。枳实、青皮主治气结，为调胃泻肝之品。豆蔻、砂仁主治气滞，为温上行下之品。卜子为下气消食之品，沉香为降气定痛之品。以上气药，皆属辛香，辛香则通气，取其疏利导滞，为快气、破气、行气、清气、顺气、降气、提气补气药也。肺药、脾药门有补气之剂。（《药品化义》）

第八章 血 药

一、丹参(《神农本草经》)

【性味归经】味苦,微寒。归心、肝经。

【功效与主治】主心腹邪气,肠鸣幽幽如走水,寒热积聚,破癥除瘕,止烦满,益气。

【临床应用】

(一) 丹参临床功用

1. 丹参功用认识 活血祛瘀,安神宁心,排脓,止痛。治心绞痛,月经不调,痛经,经闭,血崩带下,癥瘕,积聚,瘀血腹痛,骨节疼痛,惊悸不眠,恶疮肿毒。

《妇人明理论》:"一味丹参,功同四物,能补血活血。"其实丹参一药,活血祛瘀的作用甚佳,养血的作用则较为微薄。近年来,用本品治疗肝脏肿大及冠状动脉粥样硬化性心脏病,在缩小肝脏及减轻心绞痛发作方面,有一定疗效。

2. 丹参功用体会 《本草正义》:丹参,专入血分,其功在于活血行血,内之达脏腑而化瘀滞。故积聚消而癥瘕破,外之而利关节通脉络,则腰膝健而痹着行。详核古人主治,无一非宣通运行之效,而其所以能运行者,则必有温和之气,方能鼓荡之,振动之。所谓主心腹邪气,肠鸣痼疾,其义已隐隐可见。然走窜有余,必非补养之品。言其积滞既去,而正气自伸之意,亦以通为补耳。

《本草求真》:丹参,书载能入心包络破瘀一语,已尽丹参功效矣。然有论其可以生新安胎,调经除烦,养神定志。

《重庆堂随笔》:丹参,降而行血,血热而滞者宜之,故为调经产后要药。能安神定志,神志安,则心得其益矣。凡温热之邪,传入营分者则用之,亦此义也。若邪在气分而误用,则反引邪入营,不可不慎。用量:丹参 15~30g。

(1) 丹参一味,功同四物:临证体会,本品补血力稍逊,而偏于活血止痛,活血调经,凉血消痈,清心安神。活血上行入脑,下行归心,常用于心脑病属气滞血瘀者。

(2) 丹参入心包破瘀:临证治疗胸痹心痛,用于瘀血内阻心脉而致心胸疼痛。常用瓜蒌薤白半夏汤加丹参 30g。疗效显著。

(二）丹参配伍应用

1. **丹参配香附** 丹参苦微寒而润,苦能降泄,微寒清热,入心肝经之血分,且能凉血消痈,养血安神;香附辛香气浓,能走善降,为疏肝理气,调经止痛良药。二药伍用,一气一血,气血并治,具有较好的行气化瘀、通络止痛之功。多用于气滞血瘀之心腹疼痛,产后腹痛,痛经,跌打损伤之瘀血阻滞,肿瘤肿痛等。用量:丹参 15~30g;香附 12~15g。

2. **丹参配杜仲** 丹参能活血通络止痛,杜仲能补肝肾,强腰膝,二药伍用,多用于肝肾不足,血络瘀阻,腰腿疼痛。用量:丹参 15~30g;杜仲 12~15g。

3. **丹参配三棱** 丹参有活血祛瘀作用,三棱能破血行气,二药伍用,起协同作用,可加强攻瘀消积之功。多用于腹中癥瘕积聚,常加入莪术、鳖甲同用。用量:丹参 15~30g;三棱 12~15g。

【用法用量】丹参煎服,常用量 15~30g。

【使用注意】丹参微寒,无瘀血者,脾虚大便溏忌用。

二、泽兰(《神农本草经》)

【性味归经】味苦,微温。归肝、脾经。

【功效与主治】主乳妇内衄,中风余疾,大腹水肿,身面四肢浮肿,骨节中水,金疮,痈肿疮脓。

【临床应用】

(一)泽兰临床功用

1. **泽兰功用认识** 活血、行水。治经闭,癥瘕,产后瘀滞腹痛,身面浮肿,跌仆损伤,金疮,痈肿。

《本草经疏》:泽兰,苦能泄热,甘能和血,酸能入肝,温通营血。佐以益脾土之药,而用防己为之使,则主大腹水肿,身面四肢浮肿,骨节中水气。

《本经逢原》:泽兰,专治产后血败,流于腰股,拘挛疼痛,破宿血,消癥瘕,除水肿,身面四肢浮肿。《本经》主金疮痈肿疮脓,皆取散血之功,为产科之要药。

2. **泽兰功用体会** 《本草求真》:泽兰,虽书载有和血舒脾、长养肌肉之妙,然究皆属入脾行水,入肝治血之味,是以九窍能通,关节能利,宿食能破,月经能调,癥瘕能消,水肿能散,产后血淋腰痛能止。入补气补血之味同投,则消中有补,不致损真,诚佳品也。

(1)**"血不利则为水",活血、行水用泽兰**:《金匮要略》曰"血不利则为水"。临床常见水肿患者,首先分辨病在气分还是血分。在气分由于营卫不和,在血分,谓病血,出现血瘀症状,瘀阻三焦,水道不通。例如肝硬化腹水症,利水同时加活血药,如"泽兰走血分,活血行水,活血化瘀通经,又能利水消肿通窍"。结合辨证再入益气健脾药,肝硬化腹水消退很少反弹。用量:泽兰 9~12g。

(2) 泽兰产科之要药:泽兰活血祛瘀,利水消肿,主治瘀血阻滞,妇人闭经,痛经,产后腹痛,癥瘕,跌打损伤,瘀阻水停之水肿、腹水。

(二) 泽兰配伍应用

1. 泽兰配当归　两者均有活血作用,泽兰能活血利水;当归能养血活血,调经止痛。二药伍用,多用于妇科瘀血水停之痛经、闭经、产后腹痛等。用量:泽兰 12~15g;当归 12~15g。

2. 泽兰配防己　泽兰活血利水,治身面浮肿;防己能除湿利水,消肿祛风止痛。二药伍用,加强利水消肿之功,多用于血行不畅,水湿内停之周身浮肿,腹水,关节肿痛,产后水肿等。用量:泽兰 12~15g;防己 12~15g。

3. 泽兰配佩兰　泽兰苦温辛散,善入肝脾,走血分,以通肝脾之血脉,行血之性为优;佩兰辛平,走气道主气分,芳香化湿之功胜。前者偏走下,后者偏走上,二药伍用,多用于血瘀湿盛之月经不调,闭经等。用量:泽兰 12~15g;佩兰 12~15g。

【用法用量】泽兰煎服,常用量 9~15g。

【使用注意】血虚而无瘀血者慎用。

三、赤芍(附:白芍)(《神农本草经》)

芍药名称,初载《本经》,不分赤芍、白芍。从陶弘景著《本草经集注》开始,分为白芍、赤芍两种。芍药为毛茛科芍药属多年生草本植物的根,均为野生;赤芍为毛茛科植物芍药野生种的根;白芍为毛茛科植物芍药栽培种的根。

因在张仲景时代芍药不分赤芍、白芍,《伤寒论》方中所用的芍药是白芍还是赤芍一直被后世医家所争论,各抒己见,莫衷一是。本人结合临证用药体会,认为仲景方中的芍药是野生赤芍。

【性味归经】味苦,平。归肝、脾经。

【功效与主治】主邪气腹痛,除血痹,破坚积,寒热,疝瘕,止痛,利小便,益气。

【临床应用】

(一) 芍药临床功用

1. 芍药功用认识　行瘀,止痛,凉血,消肿。治瘀滞经闭,疝瘕积聚,腹痛,胁痛,衄血,血痢,肠风下血,目赤,痈肿。

《本草经疏》:芍药,主破散,主通利,专入肝家血分,故主邪气腹痛。其主除血痹,破坚积者,血瘀则发寒热,行血则寒热自止,血痹疝瘕皆血凝滞而成,破凝滞之血,则血痹和而疝瘕自消。凉肝故通顺血脉,肝主血,入肝行血,故散恶血,逐贼血。营血不和则逆于肉里,结为痈肿,行血凉血,则痈肿自消。妇人经行属足厥阴肝经,入肝行血,故主经闭,肝开窍于目,目赤者肝热也,酸寒能凉肝,故治目赤。肠风下血者,湿热伤血也,血凉则肠风自止矣。

2. 芍药功用体会

(1) 芍药破阴寒凝沍而生:《本经疏证》认为,桂枝汤中,芍药、桂枝,一破阴,一通阳,且佐以生姜,解其周旋不舍之维,使以甘、枣,缓其相持之势,得微似有汗,诸证遂止。此实和营布阳之功。因芍药破阴凝而成。其味苦酸,酸则能破能收,故阴结既破,不欲其大泄降者,宜之。其功在合桂枝以破营分之结,合甘草以破肠胃之结,合附子以破下焦之结,其余合利水药则利水,合逐瘀药则通瘀,其体则既破,而又有容纳之善。其用阳则能布,而无燥烈之虞。虽必合他药始能成其功,实有非他药所能兼者。世之人徒知其能收,而不知其收实破而不泄之功也。用量:芍药 15~30g。

(2) 芍药酸寒收敛,治痛不治满:《伤寒论》第 21 条:"太阳病,下之后,脉促胸满者,桂枝去芍药汤主之。""脉促胸满者"乃下后表邪内陷,胸阳受损,失于布达所致。当以桂枝去芍药汤,解肌祛风,兼通心阳。芍药之主治,在痛不在满,因芍药有碍宣通阳气,故去之,是为芍药酸寒收敛之铁证。

《伤寒论》第 279 条:"本太阳病,医反下之,因尔腹满时痛者,属太阴也,桂枝加芍药汤主之。"误下伤及脾气,邪气内陷,因而腹满时痛,是脾家经脉气血不和,经络挛急,气机不通,则腹满时痛,治以通阳健脾,活络缓急,方以桂枝加芍药汤主之,方中重用芍药缓急止痛,倍用芍药增其活血散结之功,故适用于太阴腹痛。用量:芍药 12~15g。

(3) 芍药加利水药则散结利小便:《伤寒论》第 28 条:"服桂枝汤,或下之,仍头项强痛,翕翕发热,无汗,心下满,微痛,小便不利者,桂枝去桂加茯苓白术汤主之。"此证既非太阳表证,又非阳明里实。然究属何证,"小便不利"是本证的着眼点。因小便不利,反映了人体气化不利,水饮内停的病机。内停之水,致使太阳经气运行不利,营卫郁遏,则可见头痛项强、翕翕发热、无汗等,类似于表证的症状;水饮内停,壅阻气机,升降不利,则有心下满痛,小便不利的症状。

以上诸症仍属在里之水气为患。故用桂枝去桂加茯苓白术汤,利水化饮,使水从小便而出,则表里之气通达和畅,诸症可除。方中桂枝汤去桂枝加茯苓、白术。芍药在方中功能如《本经疏证》曰"合利水药则利水",故芍药加茯苓、白术利水补脾;姜、枣、草和中健脾助苓、术利水之功。诸药合用,健脾行水,化饮通阳,重在利水,故方后注云:"小便利,则愈。"

此方去桂枝是因为桂枝温阳化气利水,恐其辛散,引水饮外散于太阳经脉;留芍药是取芍药酸寒散结而利小便,加苓、术使水饮从小便而出,病则愈。

另外,《伤寒论》第 316 条:"少阴病……小便不利……真武汤主之。"此方治疗肾阳虚衰,水邪泛滥,方中也有芍药、茯苓、白术。芍药功用开痹、泄孙络、利小便,通利肌肉筋脉四肢之水气,茯苓渗湿,走膀胱,白术健脾,是于制水之中有利水之法。用量:芍药 12~15g。

(二) 芍药配伍应用

1. 芍药配当归、川芎　芍药主破散,通利,除血痹,破坚积;当归辛温补血活血,调经止痛;川芎活血行气,祛风止痛。芍药合逐瘀药当归、川芎,通瘀止痛效力倍增。芍药合利水药茯苓、泽泻、白术则利水之功增强。诸药见于《金匮》当归芍药散,多用于妇人怀娠,腹中绞痛。妇人妊娠,全恃养胎之血,因怀胎之故,周身气血环转较迟,水湿不能随之运化,乃停阻下焦,而延及腹部,此即腹中绞痛,方令通瘀、利湿,绞痛自止。用量:芍药 12~15g;当归 12~15g;川芎 12~15g。

2. 芍药配柴胡　芍药酸寒收敛,敛津液而护营血,泄肝之邪热,缓急止痛;柴胡轻清辛散,能引清阳之气从左上升,疏调少阳之气,而调肝脾。二药伍用,相互依赖,互制其短,而展其长。故以芍药之酸敛,制柴胡之辛散,而柴胡之辛散,又佐芍药之酸敛,以引药直达少阳之经,清胆疏肝,和解表里,升阳敛阴,解郁止痛。多用于头晕,目眩,胸胁苦满,胁肋胀痛,证属肝郁气滞;还可用于妇女月经不调,痛经,经期乳房胀痛,结块等症。用量:芍药 12~15g;柴胡 12~15g。

附:白芍

白芍临床功用

1. 白芍功用认识　《本草求真》:白芍与赤芍主治略同,但白则有敛阴益营之力,赤则止有散邪行血之意;白则能于土中泻木,赤则能于血中活滞。故凡腹痛坚积,血瘕疝痹,经闭目赤,因于积热而成者,用此则能凉血逐瘀,与白芍主补无泻,大相远耳。

2. 白芍功用体会

(1) 赤、白芍加工方法区别:白芍、赤芍均为毛茛科植物,基原相同,白芍为栽培,赤芍为野生,加工方法各异,白芍去皮,水煮后晒干入药,赤芍原药生用。(仲景方中芍药未注去皮字样)

(2) **白芍与赤芍功效作用区别**：白芍苦、酸、甘，微寒，归肝、脾，长于养血调经，平肝止痛，敛阴止汗。现代药理研究白芍对动物子宫平滑肌的收缩活动有调节作用。白芍提取物有抗血栓作用。故其具有调经、止痛、止崩漏作用，还有保肝、镇痛及抗炎作用，与平肝止痛功效有关；亦有中枢镇静作用，与敛阴止汗功效有关。

赤芍苦，微寒，归肝经，功擅清热凉血，散瘀止痛。现代药理研究显示赤芍有抗血栓形成、抗血小板聚集、抗凝血、激活纤溶作用，与其清热凉血功效有关；还有保肝、镇痛、镇静、解痉、抗胃溃疡及抗肿瘤作用，与散瘀止痛功效有关。

《本经逢原》：赤芍性专下气，故止痛不减当归。苏恭以为赤者利小便下气，白者止痛和血，端不出《本经》除血痹、破坚积、止痛、利小便之旨。其主寒热疝瘕者，善行血中之滞也，故有瘀血留着作痛者宜之，非若白者酸寒收敛也。其治血痹利小便之功，赤白皆得应用，要在配合之神，乃著奇勋耳。

(3) **历代医家对赤、白芍的认识**：《伤寒论》中的芍药是赤芍还是白芍，历代医家有不同的见解，如《太平惠民和剂局方》、《医宗金鉴》、孙尚方、许叔微等认为应为白芍，而《太平圣惠方》、李中梓等认为应为赤芍。

(4) **现代药物研究，临床综合分析**：《伤寒论》中用芍药的方剂有偏于扶正的，有偏于祛邪的。赤芍偏于祛邪，白芍偏于补虚。正如明许宏在《金镜内台方议》中所说："如桂枝加芍药汤，乃下之腹满时痛，属太阴，此脾虚也，故用白芍以补之；如桂枝加大黄汤，乃下之因尔腹大实痛，乃脾气实也。故用赤芍药加大黄以利之。"

综上所述，本人认为，临床不必拘泥仲景之芍药是赤芍还是白芍，如果患者患有实证，体质不虚，需要祛邪，采用赤芍为宜；患者患有虚证，需要扶正，选用白芍为宜；如果虚实错杂以同用为宜。

【用法用量】赤芍煎服，常用量 10~15g；白芍煎服，常用量 15~30g。

【使用注意】赤芍血虚者慎服；白芍虚寒者慎服。

四、桃仁（《神农本草经》）

【性味归经】味苦，平。归心、肝、大肠经。

【功效与主治】主瘀血血闭，癥瘕，杀小虫。

【临床应用】

(一) 桃仁临床功用

1. 桃仁功用认识 破血行瘀，润燥滑肠。治经闭，癥瘕，热病蓄血，风痹，疟疾，跌打损伤，瘀血肿痛，血燥便秘。

2. 桃仁功用体会 成无己:"肝者血之源,血聚则肝气燥,肝苦急,急食甘以缓之,桃仁之甘以缓肝散血,故张仲景抵当汤用之,以治伤寒八九日,内有蓄血,发热如狂,小腹满痛,小便自利者。"

(1) 全身浮肿加入三者,提高疗效:蔷薇科果实及桃仁类均有行气之功,而桃仁主瘀血血闭,癥瘕邪气;杏仁下气,主心腹邪热结气;郁李仁主大腹水肿,面目四肢浮肿,行水气。

《本草思辨录》:桃仁,主攻瘀血而为肝药,兼疏腠理之瘀。惟其为肝药,故桃核承气汤、抵当汤治在少腹,鳖甲煎丸治在胁下,大黄牡丹皮汤治在大肠,桂枝茯苓丸治在癥瘕,下瘀血汤治在脐下,惟其兼疏肤腠之瘀,故大黄䗪虫丸治肌肤甲错,桃仁之用尽于是矣。

桃仁,味苦,能泻血热,体润能滋肠燥。若连皮研碎多用,借其赤色以走肝位,主破蓄血,逐月水,及遍身疼痛,四肢木痹,左半身不遂,左足痛甚者,以其舒经活血行血,有祛瘀生新之功。(《药品化义》)用量:桃仁 9~12g。

(2) 桃仁,性善破血:桃仁,性善破血,散而不收,泻而无补,过用之及用之不得其当,能使血下不止,损伤真阴为害非细。(《本草经疏》)

临证常用于脑梗死,痰热互结,瘀血阻络日久,闭阻清窍,症见头痛如劈,入夜尤甚,大便秘结,常配伍红花、桂枝、芒硝、大黄、炙甘草,即桃核承气汤。

(二) 桃仁配伍应用

1. 桃仁配杏仁 桃仁富有油脂,滑肠润燥,破血行瘀;杏仁质润多脂,行气散结,止咳平喘,润肠通便。桃仁入血分,偏于活血;杏仁入气分偏于降气,二药伍用,一气一血,行气活血,消肿止痛,润肠通便,止咳平喘。桃仁 9~12g;杏仁 6~9g。

2. 桃仁配红花 两药均有活血祛瘀作用,且擅入心肝经,然红花质轻升浮,偏走外达上,通达经络,长于去经络之瘀血;桃仁质主偏降,入里善走下焦,长于破脏腑瘀血。配伍应用,祛瘀力增强,适用于全身各部瘀血,用于瘀血闭经,痛经,产后瘀血腹痛,恶露不畅,心脉瘀阻,方如桃仁四物汤。用量:桃仁 9~12g;红花 12~15g。

3. 桃仁配火麻仁 两药均有润肠通便作用,配伍后起协同作用,可治疗津枯肠燥之大便秘结,方如润肠汤。用量:桃仁 9~12g;火麻仁 15~24g。

【用法用量】内服,煎汤,常用量 9~15g。

【使用注意】孕妇忌服,经闭血枯慎服。

五、红花(《本草图经》)

【性味归经】味辛,温。归心、肝经。

【功效与主治】活血通经,祛瘀止痛。主治瘀血闭经痛经,癥瘕积聚,难产,胎死腹中,跌打损伤,及一切瘀血疼痛证。

【临床应用】

(一) 红花临床功用

1. 红花功用认识 辛温,功能活血祛瘀,生新血。少用有活血养血作用;多用可有破血行瘀的作用。妇科使用尤多。凡血瘀经闭,或月经量少,行经有血块,皆可选用。内科凡因瘀血阻滞而产生的胃脘痛、腹痛,皆可用。

2. 红花功用体会 《本草汇言》:红花,破血、行血、和血、调血之药也。主胎产百病因血为患,或血烦血晕,神昏不语,或恶露抢心,脐腹绞痛,或沥浆难生,或胞衣不落,子死腹中,是皆临产诸证,非红花不能治。用量:红花9~12g。

(1) 红花,乃行血之要药:红花多用则破血,少用则养血。红花多则15~20g,少则9~12g。其养血非指红花直接补养阴血,实为小剂量红花有和血、畅通血行之功,瘀血祛而新血生,从而达到很好的补血效果。

(2) 红花善通利经脉:《药品化义》:"红花,善通利经脉,为血中气药,能泻而又能补,各有妙义。若多用三四钱,则过于辛温,使血走散。"临证常用于瘀血闭经,痛经,癥瘕积聚,难产,胎死腹中,跌打损伤,另用于肝硬化,肝脾大,常与桃仁、鳖甲配合。

(二) 红花配伍应用

1. 红花配桃仁 两者均有活血祛瘀作用,常配伍同用,治疗多种瘀血证,如妇人闭经痛经,产后恶露不畅,腹中癥瘕等,方如桃红四物汤、血府逐瘀汤等。用量:红花 12~15g;桃仁 9~12g。

2. 红花配丹参 两药均入心经,都有活血祛瘀作用,且丹参能安神宁心,故配伍同用可治疗心血瘀阻之胸痹、心痛。或再配桂枝、瓜蒌,用于胸阳不振、痰瘀互阻之胸痹。用量:红花 12~15g;丹参 15~30g。

【用法用量】内服,煎汤,常用量 6~15g。

【使用注意】孕妇忌服。

六、地榆(《神农本草经》)

【性味归经】味苦,微寒。归肝、大肠经。

【功效与主治】主妇人乳痓痛,七伤,带下病。止痛,除恶肉,止汗,疗金疮。

【临床应用】

（一）地榆临床功用

1. 地榆功用认识　凉血止血,清热解毒,治吐血、衄血,血痢,崩漏,肠风,痔漏,痈肿,湿疹,金疮,烧伤。

2. 地榆功用体会　《药品化义》:地榆,体重而沉,专主下部,凡肠红溺血、女人崩漏、血淋,以此清之,不使下泄妄行,而血自止矣。若下部失血,久则清气下陷,性寒忌之。又以此除恶血定痛,治金疮止血,解诸毒热痈神妙。

《本草选旨》:地榆,以之止血,取上截炒用;以之行血,取下截用;以之敛血,则同归、芍;以之清热,则同归、连;以之治湿,则同归、芩;以之治血中之痛,则同归、萸;以之温经而益血,则同归、姜。

地榆治疗出血证:地榆药性平和,清而不泄,涩而不滞,治出血性疾病、止血是常用药,因其药性沉寒而入下焦,归肝、大肠经,故治下焦热盛之便血、痔疮尤佳。

临证凡见出血证,很多都有瘀血证,地榆性味与赤芍相同,活血使血瘀消,即达到止血目的。用量:地榆 15~20g。

（二）地榆配伍应用

1. 地榆配牡丹皮　地榆入下焦凉血止血,牡丹皮清热凉血,散瘀止痛。二药伍用可治疗妇人血滞瘀热所致崩漏,兼小腹疼痛。用量:地榆 15~20g;牡丹皮 12~15g。

2. 地榆配蒲黄　地榆性味苦降,取下截用以之行血,蒲黄性平,生用性滑,有活血、凉血、利小便之功,二药伍用,治疗小便涩痛不利,血尿等症。用量:地榆 15~20g;蒲黄 12~15g。

【用法用量】内服,煎汤 10~15g。

【使用注意】虚寒冷痢,脾虚血崩,阴证疮疡忌用。

七、蒲黄(《神农本草经》)

【性味归经】味甘,平。归肝、心经。

【功效与主治】主心腹膀胱寒热。利小便,止血。消瘀血。久服轻身益气力,延年。

【临床应用】

（一）蒲黄临床功用

1. 蒲黄功用认识　凉血止血,活血消瘀。生用治经闭腹痛,产后瘀阻作痛;炒黑治吐血、衄血,崩漏泻血,尿血,血痢。

2. 蒲黄功用体会 《本草汇言》:蒲黄,性凉而利,能洁膀胱之源,清小肠之气,故小便不通,前人所必用也。

《药品化义》:蒲黄,若诸失血久者,炒用之以助补脾之药,摄血归源使不妄行。又取体轻行滞,味甘和血,上治吐衄咯血,下治肠红崩漏,但为收功之药。

(1) 生蒲黄治产后恶露不行有奇效:临证治疗产后恶露不行,心腹剧痛,恶血阻络,瘀血而致恶露不畅。本人采用生蒲黄合五灵脂,即失笑散,二药虽然都是活血化瘀药,生蒲黄侧重于气分,五灵脂侧重于血分,两药相配,互相促进。多用2剂后,恶露已尽,腹痛已止。用量:12~15g。

(2) 巧用失笑散治疗肾功能不全:临证治疗肾功能不全,肌酐在130~180μmol/L。采用国医大师张大宁经验,以失笑散炒蒲黄30g、五灵脂30g,加茵陈60g,在辨证基础上加此药,治疗十几例肾功能不全,肌酐均达80μmol/L以下。

(二) 蒲黄配伍应用

1. 蒲黄配乳香、没药 蒲黄善祛血之瘀浊,活血兼有止血之功,为心脑病要药;乳香、没药,活血化瘀,通经止痛。上药伍用,治疗瘀血所致脑中风疗效显著。用量:蒲黄 12~15g;乳香 12~15g;没药 12~15g。

2. 蒲黄配郁金 两药均有凉血活血止血之功,郁金尚能清肝经湿热,二药伍用,治疗肝经湿热郁结之小便出血不止,方如蒲黄散。用量:蒲黄 12~15g;郁金 12~15g。

3. 蒲黄配五灵脂 蒲黄辛得行散,性凉而利,兼入血分,功善凉血止血、活血,五灵脂味厚,走血分,功专活血行瘀,行气止痛。二药伍用,通利血脉,活血散瘀,消肿止痛力量增强。用量:蒲黄 12~15g;五灵脂 12~15g。

【用法用量】内服,煎汤 10~15g,包煎。

【使用注意】孕妇慎服。

八、水蛭(《神农本草经》)

【性味归经】味咸,平。归肝、膀胱经。

【功效与主治】主逐恶血、瘀血、月闭,破血瘕积聚,无子,利水道。

【临床应用】

(一) 水蛭临床功用

1. 水蛭功用认识 破血,逐瘀,通经。治蓄血,积聚,妇女经闭,干血成痨,跌打损伤,目赤痛,云翳。

2. **水蛭功用体会** 《神农本草经百种录》:凡人身瘀血方阻,尚有生气者易治,阻之久,则无生气而难治。水蛭最喜食人之血,而性又迟缓善入,迟缓则生血不伤,善入则坚积易破,借其力以攻积久之滞,自有利而无害也。

《药性论》:水蛭行蓄血、血癥,积聚,善治女子月闭无子而成干血痨者,此皆血留而滞,任脉不通,月事不以时下而无子。调其冲任,血通而痨去矣。

(1) 降尿蛋白首选水蛭粉:临证治疗糖尿病肾病蛋白尿,常用水蛭粉 12g 冲服,加黄芪 50g,穿山龙 30g,生山楂 10g,鬼箭羽 20g,生地 30g。水煎服,多用 15 剂可使尿蛋白转阴。用量:水蛭 3~6g。

(2) 水蛭治疗高脂血症显神效:体外实验表明,水蛭对高脂血症家兔的胆固醇、三酰甘油均有明显的降低作用,并能降低大鼠的全血比黏度和血浆比黏度,缩短红细胞电泳时间;对家兔主动脉粥样硬化斑块有明显的消退作用。

本人临证降血脂,治疗粥样硬化斑块,常用水蛭粉 5g,冲服。每日 2 次,每次 5g,1 个月为 1 个疗程。可明显降低血脂、减少斑块。用量:水蛭 3~6g。

(二) 水蛭配伍应用

1. **水蛭配虻虫** 水蛭咸而性平,性善趋下,咸能软坚散结,长于破血逐瘀;虻虫苦能泄降,微寒清热,性烈而力猛。二药配用,性迟者可消积于久缓,力速者逐瘀于顷刻,共收破血逐瘀、消瘕散结之功。用量:水蛭 3~6g;虻虫 1~3g。

2. **水蛭配三棱** 水蛭能破血逐瘀,三棱破血理气消积。二药伍用,用于气滞血瘀所致的癥瘕积聚,肿块质地较坚,日久不消者。用量:水蛭 3~6g;三棱 10~12g。

【用法用量】内服,常用量 3~9g,研末与群药冲服。

【使用注意】气血虚弱,无瘀血之出血证及孕妇均忌服。水蛭粉多用于冲服,煎服遇热后水蛭含的蛋白质易凝。

九、血药补益

赤芍、地榆主治血热,为凉血清肝之品。灵脂、玄胡主治血痛,为活血化滞之品。红花、桃仁主治血滞,为行血破瘀之品。三棱、蓬术主治血积,为消血破气之品。槐花为大肠凉血之品。蒲黄为脾经止血之品。柏叶为清上敛血之品。苏木为行下破血之品。以上血药,用苦酸者凉血、敛血,用辛苦者行血、破血,取其清热导滞,为破瘀、活血、和血、止血之用,非养血药也。肝药、肾药门有补血之剂。(《药品化义》)

第九章 肝 药

一、当归(《神农本草经》)

【性味归经】味甘,温。归心、肝、脾经。

【功效与主治】主咳逆上气,温疟寒热洗洗在皮肤中,妇人漏下,绝子,诸恶疮疡金疮。

【临床应用】

(一) 当归临床功用

1. 当归功用认识 补血和血,调经止痛,润燥滑肠,治月经不调,经闭腹痛,癥瘕结聚,崩漏;血虚头痛,眩晕,痿痹;肠燥便难,赤痢后重;痈疽疮疡,跌打损伤。

"主咳逆上气",殊不知当归非独主血,味兼辛散,乃为血中气药。况咳逆上气,非止一端,亦有阴虚,阳无所附,以致然者。今用血药补阴,与阳齐等,则血和而气降矣。(《本草蒙筌》)

2. 当归功用体会

(1) 当归作用有三:心经药一也,和血二也,治诸病夜甚三也。治上,治外,酒浸。可以溃坚,凡血受病须用之,眼痛不可忍者,以黄连、当归根酒浸煎服。血壅而不流则痛,当归身辛温散之,使气血各有所归。(《医学启源》)

当归自宋元以后,以为补血妙药,临证治疗体会,当归之用,全在和血,如血行不畅,当归能和之,尤以痛经为专长,月经至期不至,经期行经不畅,虚寒痛经,每每用之神验。

(2) 当归治诸病之功能:诸病夜甚者,血病也,宜用之,诸病虚冷者,阳无所附也,宜用之。温疟寒热,不在皮肤肌肉内,而洗洗在皮肤中,观夫皮肤之中,营气之所会也,温疟延久,营气中虚,寒热交争,汗出洗洗,用血药养营,则营和而与卫调矣。(《本草汇言》)"诸病夜甚",当归能使气血各有所归;当归味辛甘而大温,阳也,能祛虚冷腹痛;营和卫调,温疟寒热则平。用量:当归 12~15g。

(3) 当归血中之圣药,佐之各有其功:当归,味甘而重,故专能补血,其气轻而辛,故又能行血,补中有动,行中有补,诚血中之气药,亦血中之圣药也。佐之以补则补,故能养营养血,补气生精,安五脏,强形体,益神志,凡有形虚损之病,无所不宜。佐之以攻则通,故能祛痛通便,利筋骨,治拘挛、瘫痪、燥、涩等证。营虚而表不解者,佐以柴、葛、麻、桂等剂,大能散表,卫热而表不敛者,佐以六黄之类,又能固表。惟其气辛而动,故欲其静者当避之,性滑善行,大便不固者当避之。凡阴中火盛者,当归能动血,亦非所宜,阴中阳虚者,当归能养血,乃不可少。(《本草正》)用量:当归 12~15g。

(4) 善用当归:①临证凡见劳倦内伤,血虚气弱,本人善用东垣当归补血汤。方中重用黄芪大补脾肺之气,以资生血之源,配以当归养血和营,则阳生阴长,气旺血生。临床常用于失血,妇女崩漏,气短头晕,气血不足者。②若见患者手足厥寒,脉细欲绝,或遇寒关节疼痛等症状,临证辨为厥阴伤寒表证,常用当归四逆汤治疗。"脉细欲绝"提示血少,肝司营血,而流于经络,通于肢节,厥阴之温气亏败,营血寒凝,不能充经络而暖肢节而致手足厥寒。当归四逆汤是以桂枝汤为基础,即桂枝、白芍、甘草、大枣,把细辛换成生姜,另加当归、通草。桂枝汤治外寒,由于血虚而寒客于内,阳无所附,当归味辛甘而大温,温经散寒,则营卫自调;通草通经络;细辛能发越肾中之阳,鼓动肾中阳气上升,共奏通脉养血之功。③临证见年老、久病、生产失血或津液不足者,因血虚肠燥而大便秘结,当归是首选药物。当归养血润肠通便,常与火麻仁、生地、桃仁、瓜蒌仁、枳实同用;如果老年人伴有阳虚便秘,善用肉苁蓉补肾阳,益精血,润肠道。④妇科调理经血,本人常用当归。前人称之"妇科专药",如调月经,当归与熟地、赤芍、川芎、茜草、香附、枳壳同用,治疗气血凝滞而致经闭;与白芍、香附、延胡索、炒川楝子同用,治疗行经腹痛,如果痛经较剧,月经排出烂肉样血块又称膜样痛经,上方加三棱、莪术、乌药。

(二) 当归配伍应用

1. 当归配三棱、莪术　当归补血活血;三棱、莪术治疗膜样痛经有脱膜作用,能使腹痛很快缓解,临证屡用屡效。用量:当归 12~15g;三棱 9~12g;莪术 9~12g。

2. 当归配白芍　当归辛甘而温,气轻味浓,能守能走,入心肝经生阴化阳,为养血要药;白芍苦酸而微寒,功专补血敛阴,守而不走,长于缓急止痛。二药相伍,动静相宜,补血而不滞,行血而不耗血,共收养血活血止痛之功,多用于血虚,血瘀,妇科诸症,以及挛急作痛病证。用量:当归 12~15g;白芍 15~24g。

3. 当归配香附　当归长于补血和血,调经止痛,为血中气药,妇科调经之要药;香附善行气分亦入血分,为理气解郁要药,为气病之总司,妇科之主帅。

二药伍用,气血并治,养血和血,理气解郁,调经止痛,多用于肝郁气滞所致胸胁胀痛、月经不调、痛经等症。用量:当归 12~15g;香附 15~24g。

【用法用量】当归煎服,常用量 10~15g。

【使用注意】热盛出血者禁服;湿盛中满及湿注下焦,大便溏者慎用。

二、续断(《神农本草经》)

【性味归经】味苦,微温。归肝、肾经。

【功效与主治】主伤寒,补不足,金疮,痈伤,折跌,续筋骨,女人乳难,久服益气力。

【临床应用】

(一)续断临床功用

1. 续断功用认识　补肝肾,续筋骨,调血脉,治腰背酸痛,足膝无力,胎漏,崩漏,带下,遗精,跌打损伤,金疮,痔漏,痈疽疮肿。

续断,补续血脉之药也。大抵所断之血脉非此不续,所伤之筋骨非此不养,所滞之关节非此不利,所损之胎孕非此不安,久服常服,能益气力,有补伤生血之效,补而不滞,行而不泄,故女科、外科取用恒多也。(《本草汇言》)

《本草正》:续断,其用苦涩,其味苦而重,故能入血分,调血脉,消肿毒、乳痈、瘰疬、痔瘘,治金损跌伤,续筋骨血脉;其味涩,故能治吐血、衄血、崩淋、胎漏、便血、尿血,调血痢,缩小便。止遗精带浊。

2. 续断功用体会　《本草正义》:续断通行百脉,能续绝伤而调气血。《本经》谓其主伤寒,补不足,极言其通经脉之功。惟伤寒之寒字,殊不可解,疑当作中,然旧本皆作伤寒,惟石顽《逢原》则竟作伤中,盖亦石顽改之。

接骨紫金丹,散瘀止痛为良方:患者腰部外伤未予重视,于次日腰部疼痛难忍,翻身困难,经 CT 检查:L3 上终板塌陷,骨质不连续;各椎体边缘增生;各小关节面硬化,关节间隙变窄,部分小关节边缘增生。CT 诊断:腰椎退行性改变,L3 压缩性骨折。刻下:腰部疼痛难忍,翻身下床困难,舌淡紫,舌下脉络紫黑,脉沉弦无力,舌苔薄黄。诊断:L3 骨折。治以祛瘀通络,接骨续伤,方以接骨紫金丹加减化裁:透骨草 15g,乳香 10g,没药 10g,血竭[冲服]3g,当归 15g,大黄 5g,骨碎补 15g,续断 20g,自然铜[醋淬]10g,土鳖虫 6g,紫丁香 10g,生地 15g,赤白芍[各]15g,秦艽 15g,石菖蒲 10g,炙甘草 9g,4 剂,水煎服。并令患者卧床休息。二诊:患者服药后疼痛减轻,继服上方 7 剂。舌质淡红无暗紫,疼痛明显减轻,能下地走动,令患者卧床 3 个月复查。

按:本案以消瘀续骨立法,方中乳香、没药、血竭、当归、大黄、赤白芍活血散瘀,消肿定痛,为治瘀肿疼痛之要药;自然铜、骨碎补、土鳖虫、续断(重用20g)接骨理伤,皆为骨折筋损常用之品;透骨草、秦艽、石菖蒲祛风除湿,舒筋活血,续断善理血脉伤损,接续筋骨断折。诸药合用,散瘀定痛。

(二)续断配伍应用

1. 续断配杜仲 两药均有补肝肾、强筋骨、祛风湿、安胎之功。续断入肾经血分,长于活血通络,续筋接骨,补而善走;杜仲甘温,入肾经气分,善于补养,补而不走。二药相伍,补而不滞,增强补肝肾、强筋骨之力。多用于肝肾不足,腰背酸痛,下肢软弱无力,妇女胎漏、胎动不安等症。用量:续断 12~15g;杜仲 15~20g。

2. 续断配桑寄生、菟丝子 续断味苦,性温,既能补肝肾、强筋骨、通血脉、止疼痛,又可补肝肾、固冲任;桑寄生苦甘平,补肝肾、强筋骨、舒筋通络又摄胎元,药理研究显示有强心、降压、利尿作用;菟丝子味辛甘,性平。入肝、肾、脾经,既能助阳,又能益阴,不燥不腻,为平补肝、肾、脾三经之良药,还有补脾止泻、固精、缩尿、明目之功。三药合用,均入肝肾,均有补肝肾、强筋骨、壮腰膝、固冲任、通血脉之功,多用于治疗冲任不固所引起的月经过多,崩漏下血,腰痛,以及妊娠下血,胎动不安,阳痿,滑精,小便不禁,尿有余沥,目暗不明,脾虚泄泻、便溏,风湿痹痛,肢体麻木,跌打损伤等症。用量:续断 12~15g;桑寄生 15~30g;菟丝子 15~20g。

3. 续断配黄精 续断补肝肾、强筋骨,通利血脉;黄精上入肺,养阴润肺,中入脾,滋养补脾,下入肾,补阴血、填精髓、理虚弱。二药伍用,补肝肾、强筋骨、益气血、疗虚损、止腰痛。多用于阴虚肺燥引起的咳嗽痰少,干咳无痰;脾胃虚弱,饮食减少,神疲体倦,治疗病后虚弱,阴血不足引起的腰膝酸软、头晕眼黑等症。用量:续断 12~15g;黄精 15~24g。

4. 续断配女贞子 续断偏补肾阳,补而善走;女贞子性禀纯阴,偏填补肾阴。二药伍用,相辅相助,阴阳兼顾,补肝肾之力倍增,多用于女子性欲低下,阴道干涩。用量:续断 12~15g;女贞子 15~24g。

【用法用量】续断煎服。常用量 9~15g。

【使用注意】本品治疗胎动漏血,须与补血止血药配伍。

三、生地(《神农本草经》)

【性味归经】味甘,寒。归心、肝、肾经。

【功效与主治】主折跌绝筋,伤中,逐血痹,填骨髓,长肌肉,作汤除寒热积聚,除痹,生者尤良。

【临床应用】

(一) 生地临床功用

1. 生地功用认识　滋阴养血,治阴虚发热,消渴,吐血,衄血,血崩,月经不调,胎动不安,阴伤便秘。

2. 生地功用体会　芦芷园:地黄《本经》主治,首举伤中逐血痹,即继填骨髓,长肌肉,续绝筋。

《本草经疏》:干地黄,乃补肾家之要药,益阴血之上品。

《药品化义》:生地味甘凉血、带苦益阴,色紫入肝,通彻诸经之血热,若吐血衄血,便血溺血,血崩胎漏,血晕及疮疡诸毒,跌仆折伤,皆属血热,以此清热而凉血;若骨蒸劳怯,目痛头眩,五心烦热,大小肠燥,腰腿酸疼,皆属阴虚,以此滋阴而养血。

(1) 生地性活血、除血痹:仲景干地黄,无作君之方,无特别之法。大黄䗪虫丸,治劳伤干血,君大黄、䗪虫以破血积,地黄、芍药润经脉之枯燥。大黄䗪虫丸祛瘀生新,主治五劳虚极,补血与化瘀同用,生地润经脉,活血通痹,与《本经》首举伤中,逐血痹,一脉相承。

(2) 生地性凉而滑利流通:《神农本草经百种录》:古方只有干地黄,生地黄,从无用熟地黄者,熟地乃唐以后别法,以之加入补肾经药中,颇为得宜,若于汤剂及养血凉血等方,甚属不合。盖地黄专取其性凉而滑利流通,熟则滋腻不凉,全失其本性也。

临证生地用于温热病热入营血,壮热,神昏,口干舌绛,及温病后期余热未清,阴液已伤,舌红脉数等。

(二) 生地配伍应用

1. 生地配大黄　两药一清一降,清热活血之力大增,常用于心胃火炽、气火夹血上逆之吐血、衄血,可收火降血宁之功。用量:生地 12~15g;大黄 3~6g。

2. 生地配牡丹皮　生地苦寒以泄热,甘寒质润以养阴润燥,入心肝血分能清营凉血活血;牡丹皮善入血分,苦寒以清血热,辛散以行瘀血。二药伍用,清热兼宁络,凉血又散瘀,共奏清热凉血祛瘀之功,主治温热病,热入营血所致神昏谵语,血热妄行之吐血、衄血等。用量:生地 12~15g;牡丹皮 12~15g。

3. 生地配细辛　生地清热凉血、养阴生津,补肾养心;细辛发散风寒,祛风止痛,温肺化饮。二药伍用,以细辛之升散,引生地之甘寒,直达上焦,共奏清热止痛之效。用量:生地 12~15g;细辛 6~9g。

【用法用量】内服,煎汤 12~30g,大剂量可达 60g。

【使用注意】脾虚泄泻,胃虚食少,胸膈多痰者慎服。

四、山茱萸(《神农本草经》)

【性味归经】味酸,平。归肝、肾经。

【功效与主治】主心下邪气寒热,温中,逐寒湿痹,去三虫。

【临床应用】

(一)山茱萸临床功用

1. 山茱萸功用认识　补肝肾,涩精气,固虚脱,治腰膝酸软,眩晕,耳鸣,阳痿,遗精,小便频数,虚汗不止,心摇脉散。

2. 山茱萸功用体会　山茱萸为补肝助胆良品,夫心乃肝之子,心苦散乱而喜收敛,敛则宁静,静则清和,以此收其涣散。治心气虚弱,惊悸怔忡。(《药品化义》)

《圣济经》:滑则气脱,涩剂所以收之,山茱萸之涩以收其滑,仲景八味丸用为君主。

《医学入门》:山茱萸,本涩剂也,何以能通发耶?盖诸病皆系下部虚寒,用之补养肝肾,以益其源,则五脏安和,闭者通而利者止,非若他药轻飘疏通之谓也。

《本草新编》:人有五更泄泻,用山茱萸二两为末,米饭为丸,临睡之时,一刻服尽,三日泄泻自愈。盖五更泻,乃肾气之虚,山茱萸补肾水而性又兼涩,一物二用而成功也。

(1)山茱萸收敛、固脱治顽疾:学习李可老先生用自创"破格救逆汤"治疗急症重症,顽固性心脏病、心衰。方中附子200g,干姜60g,炙甘草60g,山茱萸120g。使垂死患者,起死回生。方有三大特征:其一,重用四逆汤回阳救逆。其二,重用山茱萸60~120g,善入厥阴,大有收敛救脱之功。山茱萸味酸,得木性之原,于收敛固脱之中又具条畅疏通之用,张锡纯先生谓其敛正气而不敛邪气,故不必虑其因收敛而加重寒邪。其三,煎服法:病势缓者,加冷水2000ml,文火煮取1000ml,5次分服,2小时1次,日夜连服1~2剂。

所以,李可先生敢用大量附子回阳固脱,用山茱萸敛正气,用之得当,方取神效。学习李可破格救逆汤临证治疗风湿证附子用至60g,佐以山茱萸,患者服用无不良反应,疗效卓著。

(2)山茱萸滋阴益血:山茱萸滋阴益血,主治目昏耳鸣,口苦舌干,面青气脱,汗出振寒,为助肝胆良品。(《药品化义》)张仲景、钱乙六味地黄丸,用山茱萸补益肝肾,滋阴益血,临证用于肾气虚,闭藏失职,冷汗不止,元气耗散,疗效显著。

（二）山茱萸配伍应用

1. 山茱萸配黄芪 二药均可固脱,山茱萸入肝胃,酸涩收敛固脱,从阴分入手;黄芪入脾肺,益气升阳固脱,从气分入手。二药伍用,气阴双补,滋阴助阳,收敛固脱之力倍增,用于自汗盗汗,或久病汗出。用量:山茱萸 12~15g;黄芪 15~30g。

2. 山茱萸配五味子 山茱萸能补肾纳气,并有酸敛之功,可免肺气耗散;五味子则能上敛肺气,下滋肾气,止嗽定喘。二药伍用有酸涩之味,补肾纳气、敛肺定喘之功更强。用量:山茱萸 12~15g;五味子 12~15g。

【用法用量】内服,煎汤,常用量 10~30g。

【使用注意】命门火炽,素有湿热,小便淋涩者禁服。

五、天麻(《雷公炮炙论》)

【性味归经】味甘、辛,平。归肝经。

【功效与主治】平肝息风,祛风通络。主治急慢惊风,抽搐拘挛,破伤风,眩晕,头痛,半身不遂,肢体麻木,风湿痹痛。

【临床应用】

（一）天麻临床功用

1. 天麻功用认识 息风,定惊,治眩晕眼黑,头风头痛,肢体麻木,半身不遂,语言謇涩,小儿惊痫动风。

2. 天麻功用体会 《药品化义》:天麻,盖肝属木,胆属风,若肝虚不足,致肝急坚劲不能养胆,则胆腑风动,如天风之鼓荡,为风木之气,故曰诸风掉眩,皆属肝木,乃补肝养胆,为定风神药。

《本草新编》:天麻最能祛外来之邪,逐内闭之痰,而气血两虚之人,断不可轻用耳。

《本草正义》:天麻,视为驱风胜湿,温通行痹之品。

(1) 天麻息风定惊、平肝潜阳为要药:天麻甘平质润,专入肝经,临证见肝阳上亢,肝风内动常用,为治风证内动之要药,善治眩晕,又为风痰之圣药。凡是肝风内动多配钩藤,功擅息风止痉,多治头痛头晕,临证见肝肾阴亏,虚阳上亢所致头痛,常取钩藤配石决明,山茱萸滋水涵木,平肝潜阳。临床喜用天麻钩藤饮治疗阴虚阳亢的高血压,可使血压下降,心率减慢,疗效可靠。

(2) 天麻乃肝经气分之药:《本草纲目》言天麻乃肝经气分之药。《素问》云:诸风掉眩,皆属于肝。故天麻入厥阴之经而治诸病,按罗天益云:"眼黑头眩,风虚内作,非天麻不能治,天麻乃定风草,故为治风之神药,今有久服天麻药,遍身发出红丹者,是其祛风之验也。"临证常用于治疗眩晕之肝风内动。治风湿腰腿疼痛,天麻配细辛、独活;治中风,风痫,头风,皆肝胆风证,悉以此治,效果显著。

(二) 天麻配伍应用

1. **天麻配钩藤** 两药均能息风,天麻柔润,滋肝阴;钩藤甘寒,清肝热。二药伍用,平肝息风,兼能泄热,用于肝风内动,眩晕,头痛,四肢麻木,以及皮肤瘙痒症等。方如天麻钩藤饮。用量:天麻 12~15g;钩藤 12~15g。

2. **天麻配川芎** 天麻甘平柔润,专入肝经,为养阴息风之要药,主治眩晕,又能通络止痛,对头痛、痹痛、肢体麻木诸症,均有良效;川芎辛散温通,味清气雄,走而不守,入肝经血分。二药伍用,缓急平肝息风治眩晕,通络止痛功效显著。用量:天麻 12~15g;川芎 12~15g。

3. **天麻配半夏** 天麻、半夏伍用,见于半夏白术天麻汤,主治风痰上扰之眩晕,头痛。眩晕较重酌加白僵蚕、胆南星、全蝎等。用量:天麻 12~15g;半夏 12~15g。

【用法用量】内服,煎汤,常用量 10~15g。

【使用注意】气血虚弱较甚者,慎服。

六、何首乌(《日华子本草》)

【性味归经】味苦、甘、涩,微温。归肝、肾经。

【功效与主治】养血滋阴,润肠通便,解毒消肿,截疟。血虚头晕,心悸失眠;肝肾阴虚,须发早白,耳鸣遗精,腰膝酸软,肠燥便秘,体虚久疟,痈肿瘰疬,风疹瘙痒。

【临床应用】

(一) 何首乌临床功用

1. **何首乌功用认识** 补肝益肾,养血,祛风。治肝肾阴亏,须发早白,血虚头晕,腰膝酸软,乌发。

2. **何首乌功用体会** 何首乌藤夜交合,得阴气最厚,久蒸制熟成紫黑色,入肝兼肾,取味甘平略涩,能益肝敛血滋阴。主治腰膝软弱,筋骨酸痛。(《药品化义》)

《本经逢原》:何首乌,生则性兼发散,主寒热,痃疟,及痈疽背疮皆用之。今人治津血枯燥及大肠风秘。

《本草汇言》:何首乌,前人称为补精益血,种嗣延年。又不可尽信其说,但又见《开宝》方所云,治瘰疬,消痈肿,灭五痔,去头面热疮,苏腿足软风,其作用非补益可知矣。

(1) 重用生首乌疗痤疮:某患,面颊部痤疮半年余,反复发作,面颊可见红肿结节,伴口干口苦,心烦,证属营分郁热,郁毒不得发泄,方以仙方活命饮加减,重用生首乌30g。药用:白芷10g,贝母12g,防风10g,赤芍15g,当归尾10g,皂角刺12g,生白术20g,金银花20g,陈皮12g,乳香10g,没药10g,生首乌30g。7剂,水煎服。二诊患者面部痤疮明显减少,红肿减轻。20剂,面部红肿结节基本消退。30剂而愈。

体会:方中白芷、防风透表,陈皮、生白术是脾胃经的药,病生于肌肉,从里往外透发,金银花被称为疮病圣药,加生首乌解毒消肿。后加炙首乌,服20剂,患者少白头,已长出黑发。

(2) 何首乌入肝经益血祛风:首乌入通于肝,为阴中之阳药,故专入肝经以为益血祛风之用,其兼补肾者,亦因补肝而兼及也。一为峻补先天真阴之药,故其功可立救孤阳亢烈之危;一系调补后天营血之需,以为常服,长养精神,却病调元之饵。(《本草求真》)

临证何首乌常用治血虚头晕,须发早白,脱发,斑秃,效果明显。

(二) 何首乌配伍应用

1. 何首乌配刺蒺藜　何首乌补阴血乌须发,强筋骨;为滋补良药。刺蒺藜疏肝平肝,祛风邪而走头目。二药伍用,一守一走,加强补肝肾、益精血、平肝木之功。用治阴虚阳亢,头晕头痛,心烦,易急,失眠健忘。用量:何首乌12~15g;刺蒺藜12~15g。

2. 何首乌配枸杞子　何首乌善补肝肾,壮筋骨,乌须发;枸杞子长于补肝血,为益肾精养血要药。二药伍用,增强益精补血之力。用量:何首乌12~15g;枸杞子15~20g。

【用法用量】内服,煎汤,常用量15~30g。

【使用注意】大便溏泻及痰湿内蕴者慎服。

七、肝药补益

丹皮主益肝,为清血行气之品。续断主凉肝,为调血续筋之品。生地主清肝,为凉血养心之品。熟地主温肝,为补血滋肾之品。天麻主缓肝,为益血养胆之品。当归主补肝,为养血润荣之品。川芎主缓肝,为助血流行之品。白芍主平肝,为敛血补脾之品。首乌主敛肝,为滋阴收脱之品。山萸主助肝,为宁神固精之品。木瓜主泻肝,为舒筋收气之品。益母主疏肝,为活血散滞之品。大枣主养肝,为补血助脾之品。(《药品化义》)

第十章　心　药

一、石菖蒲(《神农本草经》)

【性味归经】味辛,温。归心、脾、肝经。

【功效与主治】主风寒湿痹,咳逆上气。开心孔,补五脏,通九窍,明耳目,出音声。久服轻身不忘,不迷惑,延年。

【临床应用】

(一) 石菖蒲临床功用

1. 石菖蒲功用认识　开窍,豁痰,理气,活血,散风,祛湿。治癫痫,热病神昏,健忘,气闭耳聋,心胸烦闷,胃痛,腹痛,风寒湿痹,痈疽肿痛,跌打损伤。

《本草正义》:菖蒲,开心孔,补五脏者,亦以痰浊壅塞而言;荡涤邪秽,则关窍通灵,而脏气自得其补益,非温燥之物,能补五脏真阴也。而俗谬谓菖蒲能开心窍,仅以导引痰涎直入心包。清芬之气,能助人振精神,故使耳目聪明,九窍通利。

2. 石菖蒲功用体会

(1) 石菖蒲开心窍,涤痰涎治心包气郁:余临证治疗冠心病、心肌缺血,既往均在辨证基础上加一味石菖蒲,只知道石菖蒲可以作为治疗心病的引经药,更多机制尚不清楚。临床治疗冠心病,对于冠心病小血管痉挛和部分阻塞,中医辨证为心包气郁,其表现为胸闷、胸胀或抽痛,甚至左胸轻微疼痛,主要特点是善太息,后胸闷、胸痛及心悸,不引起剧烈疼痛。方用《金匮》治疗肝着,其人常欲蹈其胸上的旋覆花汤主之。"其中新绛用凌霄花15g代替,旋覆花9g,葱白4节,红花9g,茜草根12g,石菖蒲9g。凌霄花散肝血,活心血,定心痛;葱白通心阳;石菖蒲开心窍,以导引痰涎,直入心包,涤痰外出;红花、茜草根活血化瘀止痛,治疗心包气郁型冠心病,效果显著。

(2) 喉喑,耳鸣话菖蒲:患者主诉声音嘶哑,伴有耳鸣,于2016年4月21日初诊。患者于1月前,因唱歌发声过度,出现声音嘶哑,伴有咽干、咽痛,耳鸣、便溏,脉沉无力,自觉喉中有痰不易咳出而烦。持续声音嘶哑,经某医院口腔科喉镜检查无异常,对症治疗无好转,欲以中医治疗。中医辨证:太阴脾虚痰凝,阻塞声带,中药方以二陈汤、栀子豉汤、桔梗汤加减,重用石菖蒲。药以清半夏15g,广陈皮12g,茯苓15g,炙甘草9g,炒栀子10g,淡豆豉24g,石菖蒲15g,桔梗12g。4剂,水煎服。二诊:声音嘶哑减轻,痰易咳出,咽痒减,发声好转,继服上方7剂。三诊:发声正常,诸症缓解。

按:方中二陈汤治脾虚水湿所生之痰,桔梗汤具有辛散苦泄之功,能宣肺气利胸膈散结。凡痰凝,肺气不宣,阻塞气道,则令人音暗,石菖蒲能逐饮宣窍,而声自开。故而病痊。

《本草新编》:石菖蒲,止可为佐使,而不可为君药。开心窍必须君以人参;通气必须君以苍术;遗尿欲止,非加参、芪不能取效;胎动欲安,非多加白术不能成功;除烦闷,治善忘,非以人参为君,亦不能两有奇验也。

(3) 石菖蒲为心经引经药:石菖蒲,心气不足者宜之,《本经》言补五脏者,心为君主,五脏系焉。且能舒心气,畅心神,怡心情,益心志,妙药也。笔者治心血管病多用石菖蒲为引经药。

(二) 石菖蒲配伍应用

1. 石菖蒲配郁金 石菖蒲辛温芳香,功擅豁痰开窍,化湿行气;郁金味辛开泄,苦寒清降,清心活血,行气解郁。二药伍用,见于《温病全书》菖蒲郁金汤。豁痰导浊、行气开窍之力更强,可用治热病痰浊蒙蔽心窍,神昏谵语;可治痰气郁结所致癫狂、癫痫;亦可治痰蒙清窍所致的耳聋等。用量:石菖蒲9~12g;郁金12~15g。

2. 石菖蒲配蝉蜕 石菖蒲芳香辟浊,长于豁痰开窍,安神醒脑;蝉蜕清轻升散,善于祛风止痉,定惊安神。二药伍用,豁痰开窍,安神醒脑之力增强,多用于痰浊蒙闭清窍而致的神志昏乱,亦可用于眩晕,耳鸣耳聋,健忘诸症。用量:石菖蒲9~12g;蝉蜕9~12g。

【用法用量】煎服,常用量9~12g。

【使用注意】阴亏血虚及汗多慎服。

二、远志(《神农本草经》)

【性味归经】味苦,温。归心、肾经。

【功效与主治】主咳逆伤中。补不足,除邪气,利九窍,益智慧,耳目聪明不忘,强志倍力。久服轻身不老。

【临床应用】

(一) 远志临床功用

1. 远志功用认识 安神益智,祛痰,解郁。治惊悸,健忘,梦遗,失眠,咳嗽多痰,痈疽疮肿。

《药品化义》:远志,味辛重大雄,入心开窍,宣散之药。凡痰涎伏心,壅塞心窍,致心气实热,为昏愦神呆,语言謇涩,为睡卧不宁,为恍惚惊怖,为健忘,为梦魇,为小儿客忤,暂以豁痰利窍,使心气开通,则神魂自宁也。

2. 远志功用体会　《本草纲目》:远志,入足少阴经,非心经药也。其功专于强志益精,治善忘,益精与志皆肾经之所藏也。肾精不足,则志气衰,不能上通于心,故迷惑善忘。

远志专入肾家治耳鸣:临证见肝肾亏虚,虚阳上亢,所致耳鸣耳聋,头晕目眩,腰酸遗精,舌质红脉细弱,常用左磁丸加远志,效如桴鼓。李濒湖言"远志,专入肾家""远志利九窍,耳目聪明不忘"。左磁丸证属肝肾阴亏,虚火上炎,方中熟地滋肾填精,配山茱萸、山药,补肾滋肝,茯苓渗利脾湿,泽泻清泻肾火,牡丹皮清泻肝火,另外,远志入肾经使得肾精亏虚取效。

(二) 远志配伍应用

1. 远志配石菖蒲　两药同入心经,均具祛痰开窍之功,石菖蒲偏于辛散以宣其痰湿;远志偏于苦降上逆之痰窒。二药配用,使气自顺而壅自开,气血不复上菀,痰浊消散不蒙清窍,神志自可清明。多用于痰浊气郁影响神明所致心悸,善忘,惊恐,失眠以及耳聋、目瞀等症。用量:远志 9~12g;石菖蒲 9~12g。

2. 远志配郁金　两药均有解郁作用,而远志能豁痰安神,郁金凉血清心,二药相伍有解郁、清心、除烦的功效,多用于治痰气郁滞的怔忡、惊悸、健忘及神志模糊等症。用量:远志 9~12g;郁金 12~15g。

【用法用量】煎服,常用量 9~12g。

【使用注意】阴亏血虚及汗多,滑精者慎用。

三、酸枣仁(《雷公炮炙论》)

【性味归经】味甘,平。归心、肝经。

【功效与主治】主心腹寒热,邪结气聚,四肢酸疼,湿痹,久服安五脏,轻身,延年。

【临床应用】

(一) 酸枣仁临床功用

1. 酸枣仁功用认识　宁心安神,养肝敛汗。主治虚烦不得眠,惊悸怔忡,体虚自汗,盗汗。

2. 酸枣仁功用体会　两种枣类果实,大枣味甘,酸枣味酸。虽然均主心腹邪气,但大枣安中养脾;酸枣治四肢酸痛湿痹。后世改酸枣为酸枣仁,功亦变为宁心安神,养肝敛汗。《本经》所云酸枣"主心腹寒热,邪结气聚,四肢酸疼,湿痹"之功全不见了。本草药用部位变化会导致功效之变也。

朱震亨:血不归脾而睡卧不宁者,宜用此(酸枣仁)大补心脾,则血归脾而五脏安和,睡卧自宁。

《本草经疏》:酸枣仁,实酸平,仁则兼甘。专补肝胆,亦复醒脾。熟则芳香,香气入脾,故能归脾。能补胆气,故可温胆。

《本草汇言》:酸枣仁,均补五脏,如心气不足,惊悸怔忡,神明失宁,或腠理不密,自汗盗汗;肺气不足,气短神怯,干咳无痰;肝气不足,筋骨拳挛,爪甲枯折;肾气不足,遗精梦泄,小便淋沥;脾气不足,寒热结聚,肌肉羸瘦;胆气不足,振悸恐畏,虚烦不寐等症,是皆五脏偏失之病,得酸枣仁主酸甘而温,安平血气,敛而能运者也。

《药品化义》:酸枣仁,治心虚不足,精神失守,惊悸怔忡,恍惚多忘,虚汗烦渴,所当必用。心烦不寐,用此使肝胆血足,则五脏安和。

(1) 生熟酸枣仁均能安神宁心:自古以来,便有酸枣仁"睡多生使,不得睡炒熟"用之说,相沿成习。临证治疗失眠症多用炒酸枣仁,没有生者多睡、熟者失寐之说。实际上酸枣仁生用并不影响其安神之效。如《金匮要略》之酸枣仁汤,皆用生品,近代药理研究证实生酸枣仁与炒酸枣仁都有镇静作用。唯炒后味香易服,便于捣碎煎出成分。

本人临证治疗各类失眠均加入酸枣仁配柏子仁。因为酸枣仁补五脏,不论心脾两虚、心肾不交、阴虚火旺、阳虚,再配合相应药物,均可很好地治疗失眠。

(2) 虚劳虚烦不得眠:《金匮要略·血痹虚劳病脉证并治》:"虚劳虚烦不得眠,酸枣仁汤主之。"临证遇到因虚而烦躁,失眠,疗效卓著。

酸枣仁,专补肝胆,亦复醒脾,熟则芳香,香气入脾,故能归脾,能补胆气,故可温胆。

(二) 酸枣仁配伍应用

1. 酸枣仁配柏子仁　酸枣仁补养肝血、宁心安神,益阴敛汗;柏子仁质地滋润,甘平入心,养血宁神,又有润肠之功。二药伍用,补肝养心,用于心肝血虚怔忡,惊悸,失眠,便秘。除虚烦时,加黄连清心泻火除烦,二药伍用,一酸甘,一苦寒,增强泄热之功,用于心肾不交之心神不宁重症。用量:酸枣仁15~30g;柏子仁15~20g。

2. **酸枣仁配夜交藤**　酸枣仁甘平,补肝宁心,镇静催眠;夜交藤甘平,养心安神,引阳入阴,通络止痛。二药伍用,补肝宁心,用于阴虚火旺之失眠。用量:酸枣仁 15~30g;夜交藤 24~30g。

【用法用量】内服,煎汤,常用量 15~30g。

【使用注意】有实邪及滑泄者慎服。孕妇慎服。

四、柏子仁(《新修本草》)

【性味归经】味甘,平。归心、大肠经。

【功效与主治】养心安神,敛汗,润肠通便。主治惊悸怔忡,失眠健忘,盗汗,肠燥便秘。

【临床应用】

(一) 柏子仁临床功用

1. **柏子仁功用认识**　养心安神,润肠通便。治惊悸,失眠,遗精,盗汗,便秘。

2. **柏子仁功用体会**　《药品化义》:主治心神虚怯,惊悸怔忡,颜色憔悴,肌肤燥痒,皆养心血之功也。

《本草备要》:凡补脾药多燥,柏子仁润药而香能舒脾,燥脾药中兼用最良。

《本经逢原》:柏子仁,《本经》言除风湿痹者,以其性燥也。《经疏》以为除风湿痹之功非润药所能,当是叶之能事,岂知其质虽润而性却燥。

养心安神要药:柏子仁,香气透心,养心安神,体润滋血,常用于心神虚怯,惊悸怔忡,失眠健忘,配合酸枣仁、生地、麦冬为伍。

(二) 柏子仁配伍应用

1. **柏子仁配五味子**　柏子仁养心神,五味子敛心气,相须为用,养心安神,敛阴气而止汗,常用于虚烦不寐,怔忡,心悸及阴虚盗汗等。用量:柏子仁 15~20g;五味子 12~15g。

2. **柏子仁配龙眼肉**　柏子仁柔润,养心血安心神。龙眼肉补心脾养血安神。二药伍用,有补养心脾、安神宁心之功,用于心脾阴血不足,虚烦不得眠。用量:柏子仁 15~20g;龙眼肉 12~15g。

【用法用量】内服,煎汤,常用量 15~20g。

【使用注意】便溏或痰多者慎服。

五、茯神(《本草经集注》)

【性味归经】味甘、淡,平。归心、脾经。

【功效与主治】宁心,安神利水,治心虚惊悸,健忘,失眠,惊痫,小便不利。

【临床应用】

(一) 茯神临床功用

1. **茯神功用认识**　茯神,疗风眩,风虚,五劳,口干。止惊悸、多恚怒,善忘。开心益智,养精神。(《别录》)

2. **茯神功用体会**　《本草经疏》:茯苓入脾肾之用多,茯神入心之用多。

《药品化义》:茯神,其体沉重,重可去怯,其性温补,补可去弱。戴人曰:心本热,虚则寒,如心气虚怯,神不当舍,惊悸怔忡,魂魄恍惚,劳怯健忘,俱宜温养心神,非此不能也。

注:茯神与茯苓实为一物,所不同的是茯苓中间抱有松根即茯神木,习惯上认为茯神安神之功较强。

心气虚怯,神不守舍用茯神:茯神宁心,安神,利水。治疗心神不安,恍惚不乐,常与沉香相伍;治疗魂魄恍惚,劳怯健忘,宜与柏子仁、党参相伍。

(二) 茯神配伍应用

1. **茯神配远志**　茯神宁心安神,远志交通心肾,安神益志。二药伍用,可安神定志,交通心肾,用于神志不宁之惊悸、失眠等。用量:茯神 15~20g;远志 12~15g。

2. **茯神配麦冬**　茯神以补心气为主,麦冬以补心阴为要,二药伍用,气阴双补,安心安神增进睡眠之力益彰。用量:茯神 15~20g;麦冬 15~30g。

【用法用量】内服,煎汤,常用量 15~20g。

【使用注意】便溏或多痰者慎服。

六、心药补益

丹参主清心,为宁神调血之品。茯神主补心,为助神生气之品。枣仁主养心,为安神补血之品。柏仁主润心,为养神滋肾之品。菖蒲主开心,为通神利窍之品。远志主疏心,为开窍豁痰之品。竹叶主凉心,为散热除烦之品。灯心主涤心,为导上渗下之品。(《药品化义》)

第十一章 脾 药

一、甘草（《神农本草经》）

【性味归经】味甘,平。归肺、胃、肺经。

【功效与主治】主五脏六腑寒热邪气。坚筋骨,长肌肉,倍力,金疮尰,解毒。久服轻身延年。

【临床应用】

(一) 甘草临床功用

1. 甘草功用认识 甘草,"泻火宜生用",消五发之疮疽。《本草从新》:"味甘。生用气平,补脾胃不足而泻心火,炙用气温,补三焦元气而散表寒。入和剂则补益,入汗剂则解肌,入凉剂则泻邪热,入峻剂则缓正气,入润剂则益阴血,能协和诸药……通行十二经,解百药毒……疗诸痈肿疮疡,惟中满证忌之。"甘草梢,生用治胸中积热,去茎中痛尤妙。炙甘草味甘性偏温,益气补中,缓急止痛力胜,多用于脾胃虚弱,脘腹疼痛,心动悸脉结代,筋脉挛急等。

2. 甘草功用体会 "炙甘草之任,莫重于复脉汤,其用在通经脉,利血气,可无论矣。"方中炙甘草四两为主药,"心动悸"谓血不足以养心,甘草味甘,甘能养脾,脾能生血。"其次,则甘草干姜汤、芍药甘草汤,一和脾,一和肝。和脾者,安中宫阳气之怫乱;和肝者,通木脏阴气之凝结。"

《金匮要略》云:"肺痿吐涎沫而不咳者,其人不渴,必遗尿,小便数,所以然者,以上虚不能制下故也,此为肺中冷,必眩,多涎唾,甘草干姜汤以温之。""肺中冷",肺冷主要在中焦,脾胃虚就要停饮、停水,而且胃虚水上泛,上泛波及肺,吐涎沫,即寒饮射肺,上焦也受气中焦,甘草干姜温之而愈。

《药品化义》:甘草,味厚而太甜,补药中不宜多用,恐恋膈不思食也。如中满肿胀,气郁呕吐……均宜远此。

中医有甘缓助湿之说:①化湿方、苦寒燥湿方多不用甘草,如白头翁汤、黄连解毒汤等。②甘缓不利于排水,治水湿停聚或水肿的五皮饮、五苓散,均不用甘草。③甘缓不利于理气,故治疗气滞、气郁,升降失调,如越鞠丸、半夏厚朴汤,不用甘草。④甘缓不利于攻下,如急腹症攻下为主,可暂不用甘草,如大承气汤、清胰汤,因急腹症多为气血瘀闭,应"以通为用"。甘缓不利于攻下瘀血,如《伤寒论》第 125 条"小便自利,其人如狂者,血证谛也,抵当汤主之",瘀血严重到"其人如狂"地步,方中未用甘草,因其缓和,不利于急下瘀血。

《汤液本草》:附子理中用甘草,恐其僭上也;调胃承气用甘草,恐其速下也。二药用之非和也,皆缓也。小柴胡汤,其中用甘草者,则有调和之意。

临证处方中,要充分发挥甘草多功能作用,扬长避短,辨证用方,审方用药,严格掌握甘草在方剂中的配伍规律,并非每个处方都要用甘草。

(二) 甘草配伍应用

1. **甘草配黄芪** 甘草甘平,补脾胃,益中气。黄芪甘温,补脾肺之气,升清阳,为补气要药。二药蜜炙补力较足,取甘以守中,治诸虚。生黄芪又为疮家要药,具托脓排毒、敛疮收口之功;生甘草清热泻火,补虚排毒,使疮疡得愈。用量:甘草 6~9g;黄芪 15~30g。

2. **甘草配滑石** 甘草配滑石,二药伍用,滑石为六,甘草为一,名曰六一散。甘草生用泻火解毒,缓和药性。以甘草甘缓,制滑石寒滑,又以滑石寒滑,制甘草之甘滞。滑石与甘草相配,既能清热,又能滑窍,使水湿排出,小量甘草利水、祛湿,又可生津,治疗暑湿,身热烦渴,小便不利,治疗尿路感染、尿路结石诸症,均获良效。用量:甘草 6~9g;滑石 15~30g。

3. **甘草配金银花** 甘草生用,甘而微凉,既能泻火解毒,又能补虚护胃;金银花性味甘寒,最善清热解毒。两药伍用,甘草助金银花清热解毒,甘缓护胃,兼有调和之功,用于外科疮疡肿毒,风热火盛之咽喉肿痛。用量:甘草 6~9g;金银花 15~30g。

【用法用量】甘草,煎服,常用量 3~24g,中毒抢救可用 20~60g。

【使用注意】水肿患者或湿气中满者慎用。然脾健运则满除也;甘草得茯苓则不资满而反泄满,并有仲景甘草泻心汤中炙甘草四两以治痞满经验。

二、黄芪(《神农本草经》)

【性味归经】味甘,微温。归肺、脾经。

【功效与主治】主痈疽,久败创,排脓止痛,大风癞疾,五痔,鼠瘘,补虚,小儿百病。

【临床应用】

（一）黄芪临床功用

1. 黄芪功用认识　①黄芪甘温纯阳，生用偏于走表，固表止汗；具有升发之性，升阳举陷；内托阴疽，疮家圣药，排脓止痛。多用于表虚自汗，体虚感冒，痈疽不溃或溃而不敛，中气下陷，脱肛、子宫脱垂等。②炙黄芪性偏燥，偏于走里，补脾益气，壮脾阳，温三焦，实卫气，利水消肿；补气生血，摄血等。多用于气虚体倦，便溏、腹泻、少气懒言；脾阳不足，水不化气，身面浮肿，小便不利及肾炎水肿；气不摄血，吐血、便血、崩漏。

2. 黄芪功用体会

(1) 虚劳里急，诸不足：仲景治"虚劳里急，诸不足"用小建中汤加黄芪，小建中汤治中气不足，腹内拘急，而有诸虚不足，必加黄芪，以益气健脾生血，和里缓急。临证见急性病后或各种慢性病，当有表证和胃气虚症状时常用之，胃及十二指肠溃疡，虚寒腹痛用之良效。

(2) 表虚、虚劳自汗多灵验：黄芪，生用固表，无汗能发，有汗能止，温分肉，实腠理，入肺而固虚自汗；炙黄芪性温补，能通调血脉，流行经络，可无碍于壅滞，故治气虚自汗；补肾脏元气不足，及婴儿易感风邪，发热自汗诸病；若内气虚乏，用黄芪升提于表，外气日见有余，而内气愈使不足，久之血无所摄，营气亦觉消散，虚损之所以由补而成也，若配桂枝、附子，则治卫虚亡阳汗不止，为腠理开阖之总司。

此外，黄芪之止汗，须辨别表虚、阳虚、虚劳之汗，阴虚骨蒸之盗汗，服之则无效，虚劳当温补，骨蒸当清滋，不可不知。

(3) 升补宗气、上行达脑：黄芪性温，能升能降，"专通营卫二气，升而降，降而复升，一日一夜五十周于身，升即降之源，降即升之根。凡病营卫不通，上下两截者，惟此能使不滞于一偏，此即非升非降之谓也"（《本经疏证》）。临证常见很多中风后遗症之半身不遂，语言謇涩，口角流涎，舌苔薄白，脉缓而涩者，治以补气活血、通络，喜用补阳还五汤，重用黄芪 20~90g，因黄芪善于升补宗气上行达脑，治上气不足之脑缺血所致的肢体痿废或偏枯，或宗气不足，清阳不升；血虚精亏，脑窍空虚，所见的气短乏力、头晕、耳鸣耳聋、视物昏花，治以益气聪明汤，重用黄芪 40g 治之，效如桴鼓。

(4) 补气活血、通腑治中风后遗症：张某，男，66 岁。患者因脑出血后遗症于 2021 年 11 月 13 日初诊。既往患高血压 40 年,去年脑出血 1 次。今年再次患脑出血住院治疗,头颅 CT 检查出血约 30ml,经住院治疗出血止。刻下:左侧肢体不利,不能坐立,语言謇涩,口角流涎,大便干燥,4 天 1 次,气短乏力,急躁易怒,血压 170/88mmHg。左上、下肢肌力 3 级,霍夫曼征阳性,舌质淡白,苔白腻,舌下暗紫,络脉增粗。左寸关脉弦滑无力,尺沉细无力,右关尺滑无力。中医诊断中风(中脏腑),气虚血瘀、痰湿郁阻阳明,方以生晒参^{先下}9g,生白术 20g,厚朴 15g,枳实 15g,瓜蒌 15g,黄连 10g,生黄芪 30g,郁金 12g,菖蒲 12g,土鳖虫 6g,怀牛膝 20g,川芎 12g,葛根^{先下}24g,炙大黄^{后下}5g,7 剂水煎服。11 月 21 日,自述大便改善,2 天 1 次,急躁、心烦减轻,能自由翻身活动,血压 151/88mmHg。继予上方 14 剂。12 月 5 日复诊,气短乏力减轻,能下地慢慢活动,舌苔薄白,大便通畅,痰湿已化,上方黄芪加至 60g、葛根加至 30g,随证加减治疗 54 天,血压 130/80mmHg,左上、下肢肌力恢复,拄拐能自己慢走。

(5) **实表、益气、温阳化气**:仲景在《金匮要略》痉湿暍病篇,治疗风湿汗出恶风,身重小便不利,水湿在肌肤,湿重而困于脾,水湿停留泛溢肌肤,应用防己黄芪汤治疗。方中防己祛风利水,但是不能离开黄芪,因为患者汗出恶风而身重,说明是卫气虚,黄芪益气固表,利水消肿,饮食入胃变为精气、卫气,卫气不足,腠理空虚,邪乘虚而入,且踞而不去,则恶风汗出,黄芪补虚实表,表固邪自去。防己祛风湿,特别是肌肤之间的风湿,但是防己如果离开黄芪、白术,水就排不出来。如果中焦气虚,上焦肺气也不足,通调水道障碍,又影响下输膀胱及脾的温阳化气则水肿不消。

(6) **宣肺益气,温阳化气治水肿**:芦某,女,65 岁。患者颜面及下肢浮肿 7 年,中西医治疗无效。于 2022 年 2 月 16 日就诊。刻下:眼睑及面部明显浮肿,下肢凹陷性水肿,形寒肢冷,气短乏力,小便减少,腰膝酸软,舌淡红,苔薄白,右脉寸取虚,关沉弦无力,尺沉细无力。血压 150/95mmHg。尿常规正常,心电图正常,血浆蛋白正常。中医诊断水肿,肺失宣发,脾失健运,肾阳不足,肾失气化,治以宣肺健脾益气,温肾化气,佐以利水。方用:麻黄汤、防己黄芪汤、四君子汤、真武汤、五苓散加减,重用黄芪,药用:生晒参^{先下}7g,炙麻黄 8g,桑白皮 15g,陈皮 15g,大腹皮 30g,白芍 12g,猪苓 15g,茯苓 20g,生黄芪 30g,防己 12g,炙甘草 3g,生地 12g,续断 15g,车前子 30g,炙附子^{先下}15g,淫羊藿 9g,生姜 12g 为引。7 剂,水煎服。2 月 24 日,患者眼睑浮肿明显减轻,下肢浮肿消退,尿量增加,乏力减轻,舌下络脉紫暗增粗,加怀牛膝24g。上方加减治疗45天,7年浮肿完全治愈。

按:本案实表宣肺,用防己黄芪汤加麻黄、桑白皮,以往方剂大多利水,因为表虚,颜面浮肿始终不消,表固邪自去;健脾益气用四君子汤,增加脾运化水湿之力;真武汤壮肾中阳,温阳化气利水,配以五苓散解表除饮、利水,使之7年水肿消,病愈。

(二) 黄芪配伍应用

1. 黄芪配人参　参、芪甘温,俱能补益。黄芪兼补卫气实表,人参惟补元气调中,如患内伤,脾胃衰弱,怠惰嗜睡,腹满痞塞,脉息虚微,治之悉宜补中益气。当以人参加重为君,黄芪减轻为臣;若系表虚,腠理不固,自汗盗汗,并诸溃疡,婴儿痘疹,一切阴毒不起之疾,治之多宜实卫护荣,须以黄芪倍用为主,人参少入为辅;再而,方中补气药多时,补血药亦从而补气,补血药多时,补气药亦从而补血。如补中益气汤,虽加当归,当归血药也,因势寡,则被参芪所据,故专益气为名。用量:黄芪15~30g;人参6~9g。

2. 黄芪配三棱、莪术　黄芪为补气健脾良药,三棱、莪术破血行气。"参、芪能补气,得三棱、莪术以疏通之,则补而不滞,而元气愈旺。元气既旺,愈能鼓舞三棱、莪术之力以消癥瘕,此其所以效也"。朱良春教授对此颇为赞赏,他常用生黄芪30g、三棱6g、莪术10g为主,治疗慢性萎缩性胃炎、肝脾大及肝或胰腺癌患者获效。用量:黄芪15~30g;三棱12~15g;莪术12~15g。

【用法用量】黄芪煎服,常用量15~30g,大剂量可用30~90g。

【使用注意】表实邪盛,气滞,食积停滞者均禁服。

三、人参（附:林下山参）(《神农本草经》)

【性味归经】味甘,微寒。归脾、肺经。

【功效与主治】主补五脏,安精神,定魂魄,止惊悸,除邪气,明目,开心益智。久服轻身延年。

【临床应用】

(一) 人参临床功用

1. 人参功用认识

(1) 补五脏,安精神,定魂魄,止惊悸:人身五脏之气,以转输变化为阳,藏而不泄为阴。肺主出气,肾主纳气,心主运量,肝主疏泄,此脏气之变化。肺藏魄,肝藏魂,心藏神,肾藏精,此脏气之藏守也。唯人参为阴中之阳,其力厚,其性醇,故举安精神,定魂魄,而补五脏之征验具矣。(《本经疏证》)

(2) 止惊悸,明目,开心益智:精神魂魄,禀于先天者也,转输变化,得于后天者也。人参虽力厚气醇,终不能超后天直入先天,且其色黄味甘,气凉质润,正合中土脾脏之德,故首入脾而仓廪崇矣,次入肺而治节行矣,次入肾而作强遂矣,次入肝而谋虑定,惊悸除,目明矣,次入心而神明固心开智益矣。(《本经疏证》)

(3) 除邪气:如附子汤功能温经扶阳,除湿止痛,其中参、附并用,温补元阳而祛寒邪。再如,小柴胡汤病机是"血弱气尽,腠理开,邪气因入与正气相搏,结于胁下",在表气血不足,邪气进入半表半里相争,人参扶助正气,祛除邪气,防止疾病往里侵入,故徐灵胎曰:"小柴胡汤之妙,在于人参。"

2. 人参功用体会

(1) 健脾温中,善用"通治方":人参虽然补五脏,安精神、定魂魄治先天,然不能超后天直入先天,正合中土补脾益胃。余临证非常重视"内伤脾胃,百病由生"理论。故治疗内伤疾病及体虚的外感病,90%以上应用"通治方",即仲景的理中丸:人参、白术、干姜、甘草益气健脾,温阳祛寒,然后配合他方治疗。临证人参常用生晒参,甘而微苦,微寒,气味俱轻,阳中微阴,不燥不热,常用量6~15g,白术改用苍术,白术以补气健脾为主,而苍术主要是通过除湿健脾,如果脾寒、便溏,多采用苍术15g,如果肠燥便秘,多采用生白术24~60g治疗。因为白术有一种刺激性挥发油,利于排便。临证应用"通治方"必须满足药性平和及照顾全面两个特点。

(2) 从脾论治冠心病:临证治疗胸痹,冠心病,凡出现肺气虚弱,伴有心中憋闷、疼痛,从脾论治每每效验,因为脾与冠心病关系密切。其一,经脉关系,脾足太阴之脉,其支者,复从胃,别上膈,注心中,经气互通,相互影响;其二,五行关系,脾主运化,为水谷精微生化之本,脾失健运,无以滋养心阳,是为子病及母;其三,气化关系,脾受纳、运化水谷,乃多气多血之脏腑,为气血生化之源,心脏血脉中气血之盈亏,实由脾之盛衰来决定。所以脾胃与心的联系是全方位的,故脾胃失调,导致心脏病变时,从脾论治。

(3) 人参可调上动下静:《金匮要略·肺痿肺痈咳嗽上气病脉证治》曰:"大逆上气,咽喉不利,止逆下气者,麦门冬汤主之。""大逆上气"是上焦有热,因咳为肺痿,"咽喉不利",口燥咽干,咳痰不畅,痰涎浊唾,止逆下气者,用滋阴养液的麦门冬汤主之。因为胃虚有热,虚火上炎,肺中燥热,所以益胃生津,养阴清肺以清虚火,降逆气,使久病咳喘而愈。

"凡论药之用,有求之本处可通,他处不可通者。有求之伤寒可通,杂证不可通者。惟人参所谓上动下静者,则无是也。"(《本经疏证》)

(4) 培土生金治久咳:临证不论外感、内伤之咳嗽,超过 15 天则已伤肺气,应用四君子汤治之;重者党参改为人参,因为肺气要靠脾气推动。治疗一例小儿外感后咳嗽月余不止。伴有气短、乏力、纳差,便干,他人应用止咳化痰方治 20 余天无效。请余会诊,投党参 9g,生白术 15,茯苓 9g,炙甘草 3g,紫菀 10g,款冬花 10g,2 剂而愈。因小儿表证已解,肺气已虚,虚在里则乏力,纳差,咳久不愈,化热则便干,因为肺气虚要靠脾气推动,用四君子汤补脾益肺气;紫菀、款冬花,润肺化痰止咳,开肺下气,久咳健脾润肺,则咳止大便通畅。

(5) 人参定魂魄,止惊悸,治失眠:人参,主补五脏,五脏属阴也,精神不安,惊悸不止,目不明,心智不足,皆阴虚为亢阳所扰也。今五脏得甘寒之助,则有安之、定之、止之、明之、升之、益之之效矣。(《本草经读》)

(6) 从肝论治失眠:临证治疗一例肝不藏魂、神不守舍所致顽固性失眠,从肝论治而愈。王某,女,55 岁。失眠,惊恐不安 3 月余,2018 年 5 月 4 日初诊。患者因受惊吓,失眠,心烦,口干,惊恐不安,经多方治疗无好转,后又跟别人吵架,受到恐吓,失眠加重。每当夜晚睡觉,觉身在床神离体,惊悸多魇。刻下:失眠,醒后难以入寐,甚者通宵无寐,伴有心烦,善太息,口苦咽干,眩晕耳鸣,舌红少苔,右脉弦滑有力弹指,左脉寸浮,关脉弦滑有力。四诊合参:证属神气不宁,肝经因虚,邪气袭之,致惊恐不安,失眠。失眠一证定位在肝,治以疏肝清热,安神定惊。方药:生晒参 9g,柴胡 15g,黄芩 15g,生甘草 12g,知母 9g,黄连 12g,葛根 18g,生地 15g,玄参 15g,珍珠母 30g,生龙牡各 15,酸枣仁 20g,柏子仁 15g,夜交藤 30g,合欢花 15g。免煎颗粒 4 剂,早晚服,晚间睡前 30 分钟服。患者服中药 20 多剂,失眠、惊悸不安完全缓解。

体会:失眠多由心经所主,而该患肝经受邪,魂不得归,邪气袭之,致惊悸失眠。肝藏魂,卧则魂归于肝,神静而得寐,故从肝论治。方中生晒参 9g,补脾益肺,安精神,定魂魄;柴胡、黄芩、合欢花、生甘草疏肝理气;黄连、知母、生地、玄参滋阴清热;重用珍珠母安神定惊入肝经;龙牡与肝同类,故也安魂;佐以酸枣仁养肝安神治疗惊悸怔忡;柏子仁养心安神;夜交藤配合欢花,二药皆有宁心安神之功,夜交藤偏养血宁心,引阳入阴而收安神之效,治疗早醒,合欢花偏开郁解忧除烦安神。诸药合力,而使失眠一证从肝而愈。

（二）人参配伍应用

1. 人参配桂枝、芍药　人参益气生血，桂枝散寒祛风，温经通阳，二药相伍，既能益肌表营卫之气，又能温补脏腑之气；芍药养血和营，得人参既能补益营气，又能生化气血。治疗气血营卫不和，或脏腑气血失调。多用于气虚外感风寒；或气虚血滞，肢体麻木、疼痛；以及妇女月经不调。用量：人参 9~12g；桂枝 9~12g；芍药 15~30g。

2. 人参配附子　人参大补元气而固脾胃后天，为治虚劳内伤第一要药；附子辛而大热，补火助阳，祛寒止痛。人参以补气强心为主，附子以助阳强心为要。二药伍用，益气固脱，回阳救逆。多用于元气大亏，阳气暴脱之四肢厥逆，呼吸微弱，脉微欲绝之重病、久病、心脏疾病等。用量：人参 9~12g；附子 9~24g。

3. 人参配磁石　人参补肺脾之气，若气虚上浮，见咳喘之证，非人参不可疗；磁石重坠之物，性主沉降，潜纳肾气。二药伍用，以补肺肾之气虚，以纳肾气，使气归丹田，即损其肺者益之以气，虚其肾者镇之以重。多用于肺肾气虚之咳喘，动则尤甚；心气不足的心神不安，失眠多梦，耳鸣耳聋等。用量：人参 9~12g；磁石 15~24g。

4. 人参配蛤蚧　人参功专大补元气，补脾阳，益肺气；蛤蚧为血肉有情之品，功补肺益肾，定喘助阳。二药伍用，补气与纳气同施，肺为气之主，肾为气之根，金水相生，多用于肺肾两虚或肾不纳气之喘咳，精血不足之阳痿，早泄。用量：人参 9~12g；蛤蚧 2~3g，研末冲服。

5. 人参配麦冬、生地　人参补五脏安精神；麦冬滋心阴，清心热；生地清热养阴生津。三药合用，气能生血，血能化阴，气从阴血而生，阴血得气而化，多用于气阴两虚之失眠、气短乏力等。用量：人参 9~12g；麦冬 12~24g；生地 12~30g。

附：林下山参

人参由于产地、加工方法，药用部位不同，功效亦有差异。野山参补益之力最强，仲景方中之人参，均为野山参，但现已难觅，用林下山参代替，药效次之。目前多用栽培人参，称园参，疗效远不如野山参及林下山参，所以用量要比仲景方中人参量大。气阴两虚者喜用生晒参；阳气虚弱者，每用红参；参须功同人参而力稍弱。

临床观察和现代实验研究表明：人参芦没有催吐作用，且其中皂苷等有效成分含量远远高于人参根,亦有与人参根类似治疗作用。本人用人参时从不去。

播种在山林野生状态下自然生长的称"林下山参",其功用与《神农本草经》记载大致相同,其功能弱于野山参,强于目前应用的人参(园参)。

林下山参温运脾土,填补真元治虚劳:祁某,男,52岁。头晕乏力,恶心呕哕,大便溏泻,每日4~5次,伴有耳鸣,耳聋,目眩,腰膝酸软,两目干涩。10年前因遗精、早泄就诊于余,以心肾不交治愈。近年来操劳过度,体质日趋下降,频频遗精腰痛,健忘,舌红少苔,舌下络脉增粗紫暗,两寸浮无力,右关尺浮大中空按之无力,左关弦滑无力,尺脉沉细无力。中医诊断虚劳,证属太阴虚寒,肾精枯竭。治以温运脾阳,填补真元。药用:林下山参^{单煎久煎}6g,干姜9g,苍术15g,炙甘草6g,厚朴12g,熟地10g,续断15g,菟丝子15g,生黄芪18g,女贞子10g,沙苑子15g,枸杞子12g,盐杜仲15g,砂仁^{后下}6g,升麻6g,6剂,水煎服。患者自述口服上方2剂后,头晕乏力明显减轻,耳鸣、腰膝酸软日见好转,6剂服完,精力充沛,两脉浮中取均有力,治疗20天,上述症状均得以改善。

体会:本案太阴虚寒乘虚而入则恶心呕哕;脾胃虚弱,气血化生无源。过度操劳,劳心伤神加之频频遗精,则精枯早衰。人参主五脏气不足,五劳七伤,虚损瘦弱,吐逆不食,止霍乱烦闷呕哕,补五脏六腑,保中安神。此描述的人参为野山参之作用,本案用林下山参代替发挥此作用。滋补而真元充实,见两脉由浮大中空而转浮中取均搏动有力。干姜、苍术、炙甘草,温脾祛寒脾健,清阳升浊阴降,耳目聪明,大便成形,食欲增加,乏力改善,加之补肾温阳治疗20天,诸症改善,追访患者,近几年来身体强健。

【用法用量】人参(园参)煎服,常用量6~15g,林下山参常用量3~9g。

【使用注意】实证、热证而无正气亏虚者禁服。

四、芡实(《神农本草经》)

【性味归经】味苦,平。归脾、肾经。

【功效与主治】主湿痹腰脊膝痛,补中除暴疾,益精气,强志,令耳目聪明。

【临床应用】

(一)芡实临床功用

1. 芡实功用认识 固肾涩精,补脾止泄。治遗精,淋浊,带下,小便失禁,大便泄泻。

2. **芡实功用体会** 《本草新编》:芡实补中去湿,性又不燥,故能去邪水,而补真水。与诸补阴药同用,尤能助之以添精。不虑多投以增湿也。芡实不特益精,且能涩精补肾,与山药并用,各为末,日日米饭调服。

芡实与山药功用异同:芡实与山药性质平和,不腻不燥,既补又涩,对脾虚泄泻及肾虚滑脱不禁之证都可以应用。然山药之补力较芡实为强,而芡实之涩更有甚于山药,且山药兼补肺阴而止咳嗽,而芡实只用于肾而不用于肺。

(二) 芡实配伍应用

芡实配莲子:两者均为收涩之品,益肾固精,健脾止泄,主治脾肾亏虚,遗精遗尿,带下,小便不禁等。用量:芡实 12~15g;莲子 12~15g。

【用法用量】内服,煎汤,常用量 10~15g。

【使用注意】凡外感表证初期不宜用。

五、薏苡仁(《神农本草经》)

【性味归经】味甘,微寒。归脾、胃、肺经。

【功效与主治】主筋急拘挛不可屈伸,风湿痹,下气,久服轻身益气。

【临床应用】

(一) 薏苡仁临床功用

1. **薏苡仁功用认识** 健脾,补肺,清热,利湿。治泄泻,湿痹,筋脉拘挛,屈伸不利,水肿,脚气,肺痿,肠痈,淋浊,白带。

2. **薏苡仁功用体会** 《本草正》:薏苡仁,味甘淡,气微凉,性微降而渗,故能去湿利水,以其去湿,故能利关节,除脚气,治痿弱拘挛湿痹,消水肿疼痛。

《本草述》:薏苡仁,除湿而不如二术助燥,清热而不如芩、连辈损阴,益气而不如参、术辈犹滋湿热,诚为益中气要药。然其味淡,其力缓,如不合群以济,厚集以投,冀其奏自然之效也能乎哉?

《本草新编》:薏仁最善利水,不至损伤真阴之气,凡湿盛在下身者,最重用之,视病之轻重,准用药之多寡,则阴阳不伤而湿病易去。

(1) **薏苡仁利湿健脾尤为其长**:薏苡仁功能利湿,健脾,排脓,其性微寒而不伤胃,益脾而不滋腻,是一味清补利湿之品,故对久病体虚患者更为适宜。

(2) **薏苡仁利湿降浊**:赵某,48 岁,女性。手掌湿疹反复 3 年,经常起红斑、水疱,瘙痒,舌胖大齿痕,苔白厚,脉细。证属阳虚湿蕴,投薏苡附子败酱散加味:炙附子 9g,生薏苡仁 40g,败酱草 10g,白术 10g,泽泻 9g。7 剂,水煎服。

二诊,药后明显好转,继服 7 剂而愈。

薏苡仁,泻湿而降浊,附子祛寒而破壅也。败酱草清热解毒,白术、泽泻利湿,盖气化精而水化气,薏苡仁精液浓厚,化气最清,气秉清肃,化水最捷。

(二)薏苡仁配伍应用

1. 薏苡仁配败酱草　薏苡仁利湿排脓,败酱草解毒消肿,二药伍用有排脓破血之功。再少佐附子温通散寒,可用于肠痈由寒湿瘀血互结,腐败成脓者,方如薏苡附子败酱散。用量:薏苡仁 15~30g;败酱草 12~24g。

2. 薏苡仁配乌梅　生薏苡仁与乌梅相配,是祝谌予治疗妇科子宫肌瘤、卵巢囊肿、炎性包块经验所得。常取薏苡仁 60g,乌梅 30g,入丸药施治。生薏苡仁甘淡微寒,清利湿热,排脓消肿,消散皮肤软疣;乌梅酸温,收敛止泻,软坚消散胬肉。二药配伍,祛湿软坚,散结消瘤甚妙。用量:薏苡仁 15~60g;乌梅 15~30g。

【用法用量】内服,煎汤,常用量 15~45g。健脾炒用,余皆生用。

【使用注意】孕妇慎用。

六、车前子(《神农本草经》)

【性味归经】味甘,寒。归肾、膀胱经。

【功效与主治】主气癃。止痛,利水道小便,除湿痹。久服轻身耐老。

【临床应用】

(一)车前子临床功用

1. 车前子功用认识　利水,清热,明目,祛痰。治小便不通,淋湿,带下,尿血,暑湿泻痢,咳嗽多痰,湿痹,目赤障翳。

2. 车前子功用体会　《本草汇言》:车前子,行肝疏肾,畅郁和阳,同补肾药用,令强阴有子,同和肝药用,治目赤目昏;同清热药用,止痢疾火郁;同舒筋药用,能利湿行气,健运足膝,有速应之验也。

《医林纂要》:车前子,功用似泽泻,但彼专去肾之邪水,此则兼去脾之积湿;彼用根,专下部,此用子,兼润心肾。

车前子治腹泻:临证见小儿腹泻,每日六七次,腹痛,大便常规正常,西药治疗无缓解,舌淡红,苔白略厚,脉濡。证属湿盛腹泻,取车前子 30g 包煎,取汁,一剂泻止,二剂腹痛愈。以其利小便,实大便也。

(二) 车前子配伍应用

1. 车前子配泽泻 两药均有利水消肿之功,相须伍用药力增强,车前子利湿兼以补肾,泽泻利水渗湿,兼以降血脂。用量:车前子 15~30g;泽泻 15~30g。

2. 车前子配红曲 车前子渗湿利水,利小便,实大便;红曲健脾燥湿和胃消食,降压降脂,活血化瘀。二药伍用,和胃降脂,行水消胀。用量:车前子 15~30g;红曲 15~30g。

3. 车前子配黄柏 车前子清利湿热,黄柏清热燥湿,二药伍用,长于清利下焦湿热,可用治湿热下注,带下色黄,量多黏稠等症。用量:车前子 15~30g;黄柏 12~15g。

【用法用量】内服,煎汤,常用量 15~30g。

【使用注意】内伤劳倦,阳气下陷,肾虚滑精及无湿热者慎服。入汤剂包煎。

七、泽泻(《神农本草经》)

【性味归经】味甘,寒。归肾、膀胱经。

【功效与主治】主风寒湿痹,乳难,消水,养五脏,益气力,肥健。久服耳目聪明,不饥延年,轻身,面生光。

【临床应用】

(一) 泽泻临床功用

1. 泽泻功用认识 利水,渗湿。治小便不利,水肿胀满,呕吐,泻痢,痰饮,脚气,淋病,尿血。

2. 泽泻功用体会 《本草衍义》:泽泻,其功尤长于利水。

《本草汇言》:方龙潭曰,泽泻有固肾治水之功,然与猪苓又有不同者,盖猪苓利水,能分泄表间之邪,泽泻利水,能宣通内脏之湿。

张仲景曰:水蓄渴烦,小便不利,或吐或泻,五苓散主之。方用泽泻,故知其长于行水。八味丸用之者,亦不过引接桂、附等归就肾经,别无他意。凡服泽泻散人,未有不小便多者;小便既多,肾气焉得复实?今人止泄精,多不敢用。

泽泻治"其人苦冒眩":泽泻功能有二:泻肝、肾二经之火;逐膀胱、三焦之水。临床常用于利湿清热。"心下有支饮,其人苦冒眩,泽泻汤主之。""苦冒眩","冒"者指头沉,如头戴重物,眩者为眩晕,头晕目眩,这是支饮造成的,用泽泻汤治疗。同样支饮,其人喘渴,心下痞坚,面色黧黑,其脉沉紧,就得用木防己汤主之。再者,"支饮胸满者,厚朴大黄汤主之",体现中医看病是需要辨证的,辨病出方不可行。本人临床治疗高血压头沉,在辨证基础上加泽泻 24g、白术 9g,疗效显著。

(二)泽泻配伍应用

1. **泽泻配白术** 泽泻利水渗湿,白术健脾燥湿,二药伍用,加强健脾除湿之功,用治脾失健运,湿聚成痰,清阳不升之眩晕,方如泽泻汤。用量:泽泻 15~30g;白术 12~15g。

2. **泽泻配茯苓、猪苓** 三药均有利水渗湿作用,但又不同。茯苓淡渗利湿;泽泻清热利湿;猪苓利水渗湿,兼以通淋。三药伍用,治疗水湿停聚,小便不利而致水肿胀满,即太阳病蓄水证。用量:泽泻 15~30g;茯苓 15~30g;猪苓 9~12g。

【用法用量】内服,煎汤,常用量 10~24g。

【使用注意】肾虚精滑者忌服。

八、猪苓(《神农本草经》)

【性味归经】味甘,平。归肺、肾、膀胱经。

【功效与主治】主痎疟,解毒,蛊疰不祥,利水道,久服轻身耐老。

【临床应用】

(一)猪苓临床功用

1. **猪苓功用认识** 利尿渗湿。治小便不利,水肿胀满,脚气,泄泻,淋浊,带下。

2. **猪苓功用体会** 《用药心法》:猪苓,苦以泄滞,甘以助阳,淡以利窍,故能除湿利小便。

《纲目》:猪苓淡渗,气升而又能降,故能开腠理,利小便与茯苓同功,但入补药不如茯苓也。

《药品化义》:猪苓味淡,淡主于渗,入脾以利水道。用治水泻湿泻,通淋除湿。消水肿,疗黄疸,独此为最捷。

《长沙药解》:猪苓渗利泻水,较之茯苓更捷。但水之为性,非土木条达,不能独行。猪苓散之利水,有白术之燥湿土也;猪苓汤之利水,有阿胶之清风木也;五苓之利水,有白术之燥土,桂枝之达木也;八味之利水,有桂枝之达木,地黄之清风也。若徒求利于猪、茯、滑、泽之辈,恐难奏奇功耳。

慢性肾盂肾炎猪苓汤加味：徐某，女，46岁。慢性肾盂肾炎6年余，近6天出现尿急，尿频，尿痛。体温38.25℃。尿常规：蛋白+，红细胞满视野，白细胞10~15/μl。伴有渴欲饮水，小便不利。西医治疗无效，欲求中医诊治。现舌质红少苔，脉沉细数，证属水热互结，小便不利而伤阴，方以猪苓汤加味。药用：猪苓15g，泽泻15g，茯苓15g，阿胶10g，滑石15g，薏苡仁30g，赤小豆20g，炙大黄3g。7剂，水煎服。二诊：患者尿路刺激征明显减轻，小便通利，血尿颜色变浅，上方加石韦20g，甘草梢3g，继服20剂。尿常规转阴，尿镜检正常。

体会：水热互结，小便不利，发热，口渴，血淋，小便涩痛，点滴难出，小腹满痛。如何理解是水热互结，还是膀胱蓄水呢？此患者，小便不通，水所停，另外，舌质红，少苔，脉细数，为阴已伤，故尿血。猪苓汤滋阴滑窍，使小便通利，热从小便走了，水热互结，热随水出，而不用阿胶滋阴止血，达不到滋阴滑窍这个目的。

（二）猪苓配伍应用

1. 猪苓配泽泻、白术 两药均有利水渗湿作用，猪苓利水，需白术燥土，三药伍用，治疗水湿内停，小便不利，淋浊等症。兼阴虚则加阿胶同用。用量：猪苓9~12g；泽泻15~30g；白术15~30g。

2. 猪苓配桂枝、茯苓 茯苓为健脾渗湿要药。与猪苓相伍，不仅加强利水渗湿作用，还可以健脾运化水湿。加桂枝温化水湿，起到气化作用。用量：猪苓9~12g；桂枝12~15g；茯苓15~30g。

【用法用量】内服，煎汤，常量10~15g。

【使用注意】不宜久服。

九、脾药补益

人参主补脾，为生气助阳之品。黄芪主助脾，为固气实表之品。茯苓主健脾，为养气益肺之品。白术主润脾，为助气除湿之品。甘草主缓脾，为和气温中之品。芡实主实脾，为益气助胃之品。扁豆主醒脾，为顺气和胃之品。薏米主佐脾，为抑气舒筋之品。神曲主平胃，为解面散积之品。山楂主疏胃，为消肉导滞之品。麦芽主开胃，为解面散积之品。车前主养窍，治痰泻热泻之品。木通主通气，治热泻火泻之品。泽泻主导水，治虚泻肾泻之品。猪苓主利脾，治水泻湿泻之品。莲肉主启脾，为养胃厚肠之品。桂圆主滋脾，为益血生津之品。（《药品化义》）

第十二章　肺　药

一、沙参（南沙参）（《神农本草经》）

【性味归经】味苦，微寒。归肺、胃经。

【功效与主治】主血积，惊气，除寒热，补中，益肺气。

【临床应用】

（一）沙参临床功用

1. 沙参功用认识　养阴清热，润肺化痰，益胃生津。主治阴虚咳嗽，燥咳痰少，虚热喉痹，津伤口渴。

2. 沙参功用体会　沙参分为南沙参、北沙参。南沙参为桔梗科植物轮叶沙参等同属植物的根；北沙参为伞形科植物珊瑚菜的根。北沙参药材坚实，与南沙参形态、来源和生长环境均不同，两者应用不易混淆。

《神农本草经百种录》：肺主气，故肺家之药，气胜者为多。但气胜之品必偏于燥，而能滋肺者，又腻滞而不清虚。惟沙参为肺家气分中理血之药。

《医学衷中参西录》：沙参能清补肺脏以定魄，更能使肺金之气化清肃下行，镇戢肝木以安魂，魂魄安定，惊恐自化。

(1) 南北沙参鉴别：明代以前所用沙参主要为桔梗科沙参属植物的根，即今之南沙参。北沙参之名始见于明末。到了清代中期《本草从新》首先将沙参分条论述，并认为北沙参的药力较强。清养之功，北逊于南，而润降之性，南不及北。

(2) 南沙参为肺家气分中理血之药：南沙参色白体轻，疏通而不燥，润泽而不滞，血阻于肺者，非此不能清之。血阻，曰白清之，恰合沙参治血之分际。

（二）南沙参配伍应用

1. 南沙参配麦冬　两药同为养阴生津之品，但南沙参体质轻清，具轻扬上浮之性，多入上焦，能清肺中之火热；麦冬甘寒多汁，善入中焦，清胃生津之力佳。两药合用，肺胃同治，清肺凉胃，养阴生津之力增强。用量：南沙参12~15g；麦冬12~15g。

2. **南沙参配北沙参** 南沙参入肺、肝经,能养阴清肺,祛痰止咳,用于治疗肺热燥咳,咳痰不爽,口燥咽干。北沙参入肺、脾经,养阴清肺,祛痰止咳,用于肺热燥咳,虚劳久咳。用量:南沙参 12~15g;北沙参 12~15g。

【用法用量】内服,煎汤,常用量 10~15g。

【使用注意】风寒咳嗽禁服。

二、石斛(《神农本草经》)

【性味归经】味甘,寒。归胃、肺、肾经。

【功效与主治】主伤中,除痹,下气,补五脏虚劳羸瘦,强阴,久服厚肠胃,轻身延年。

【临床应用】

(一) 石斛临床功用

1. **石斛功用认识** 生津益胃,清热养阴,治热病伤津,口干烦渴,病后虚热,阴伤目暗。

2. **石斛功用体会** 《本草通玄》:石斛,甘可悦脾,咸能益肾,故多功于水土二脏。但气性宽缓,无捷奏之功。古人以此代茶,甚清膈上。

《药性切用》:石斛平胃气而除虚热,益肾阴而安神志,为胃虚夹热伤阴专药。

(1)**治疗雀目**:眼目昼视精明,暮夜昏暗,视不见物。取石斛 30g,苍术 15g,淫羊藿 15g,三味捣为散,每服 6g,一日 3 次,眼光昼暮精明。

(2)**石斛除痹效捷佳**:石斛甘淡微咸,性寒,入胃、肺、肾经,为清养肺胃之阴之要药。《神农本草经》言其除痹,《本草思辨录》曰石斛得金水之专精,《神农本草经》"强阴"两字即非寒非温,《名医别录》言其逐皮肤邪热痹气,疗脚膝疼冷痹弱,要不出《神农本草经》除痹、补虚两端。痹何以除,运清虚之气,而使肾阴上济,肺阴下输也。

临证遇一患者,肺肾阴虚,又患周身痹,舌红少苔,取石斛 20g,黄精 15g,羌活 6g,独活 6g,3 剂。周身疼痛明显缓解,舌质转淡红,苔薄白,虚损痹痛大减。

(二) 石斛配伍应用

1. **石斛配生地** 石斛能养胃阴,生津液,清虚热,止烦呕,用于胃阴不足,虚火上炎所致烦渴、干呕;生地苦寒多汁液,性凉而不滞,质润而不腻,功专清热泻火,生津止渴。二药伍用,以增强养阴生津,清热透热除烦之功。用量:石斛 12~15g;生地 15~24g。

2. 石斛配竹茹　石斛甘淡性凉,长于滋阴养胃,兼能除胃中虚热;竹茹甘而微寒,入肺、胃、胆三经,入肺清热化痰以治咳嗽,入胃清热降逆止呕,入胆可清泻胆火。二药伍用,共奏清胃热、养胃阴、和胃气、降呕逆之功。用量:石斛12~15g;竹茹 12~15g。

【用法用量】内服,煎汤,10~15g。

【使用注意】温热病早期阴未伤者,脾胃虚寒者禁服。

三、山药(《神农本草经》)

【性味归经】味甘,温。归肺、脾、肾经。

【功效与主治】主伤中,补虚羸,除寒热邪气,补中益气力,长肌肉,久服耳目聪明。

【临床应用】

(一)山药临床功用

1. 山药功用认识　健脾,补肺,固肾益精。治脾虚泄泻,久痢,虚劳咳嗽,消渴,遗精,带下,小便频数。

2. 山药功用体会　李杲:仲景八味丸用干山药,以其凉而能补也。亦治皮肤干燥,以此物润也。

《本草正》:山药,能健脾补虚,涩精固肾,治诸虚百损,疗五劳七伤,第其气轻性缓,非堪专任,故补脾肺必主参、术,补肾水必君萸、地,涩带浊须破故同研。固遗泄仗菟丝相济。

《本草崇原》:山药气味甘平,乃补太阴脾土之药,故主治之功在中土。补虚羸则可以长肌肉而强阴,阴强则耳目聪明,气力益则身体轻健。

山药补脾胃益肺气,固精强阴:临床应用山药补脾胃,配白术、党参、茯苓、扁豆等,常用于脾胃虚而大便泄泻难愈,四肢疲乏无力。本品补脾而益肺气,土生金,常配合党参、五味子、黄芪、石斛、麦冬等,用于肺气阴两虚,而致气短乏力,懒言声低,口干,舌红少苔。固精强阴:山药有强肾固精作用,常配合生地、熟地、山茱萸、五味子、金樱子等用于肾虚滑精。

(二)山药配合应用

1. 山药配牛蒡子　山药补而不腻,作用缓和;牛蒡子辛苦寒滑,善疏风清肺,清热解毒,祛痰止咳。山药以补为主,牛蒡子以清为要,二药伍用,一清一补,故宣肺气清肺热,健脾胃,祛痰止咳力量增强。用量:山药 12~15g;牛蒡子9~12g。

2. **山药配薏苡仁**　山药益气养阴,补脾助肺;薏苡仁淡渗利湿,健脾助运,兼能清热排脓。二药伍用,脾肾双补,气阴兼顾。用于气阴亏损,食少体弱,虚热劳嗽。用量:山药 12~15g;薏苡仁 15~30g。

3. **山药配党参**　山药养肺阴,益肺气;党参益气健脾。二药伍用,共奏补气养阴之功。用于肺之气阴虚损,虚劳乏力,短气自汗。用量:山药 12~15g;党参 15~20g。

【用法用量】内服,煎汤,常用量 10~30g。

【使用注意】湿盛中满或有实邪,积滞者禁服。

四、桑白皮(《神农本草经》)

【性味归经】味甘,寒。归肺、脾经。

【功效与主治】主伤中,五劳六极,羸瘦,崩中脉绝,补虚益气。

【临床应用】

(一)桑白皮临床功用

1. **桑白皮功用认识**　桑白皮来源于桑科植物桑的根皮,乃桑中最精华部位。泻肺平喘,行水消肿。治肺热喘咳,吐血,水肿,脚气,小便不利。

2. **桑白皮功用体会**　李杲:桑白皮,甘以固元气之不足而补虚,辛以泻肺气之有余而止嗽。又云:桑白皮泻肺,然性不纯良,不宜多用。

《本草纲目》:桑白皮,长于利小水,乃实则泻其子也,故肺中有水气及肺火有余者宜之。

椒目瓜蒌汤治悬饮:李某,49 岁,男。咳喘 20 余年,近 1 周因感冒,咳喘加重,咳而喘,呼吸急迫。胸部 X 线摄影示,右侧胸腔内有中等量胸腔积液。夜间不能平卧,以半卧位,舌淡红体胖,有齿痕,苔薄白,脉沉细无力,证属悬饮,水流胁下,肝气拂逆,治以泻肺平喘,健脾化痰除饮,方用椒目瓜蒌汤合大枣泻肺汤加味:椒目 15g,瓜蒌 15g,桑白皮 9g,葶苈子 9g,半夏 9g,茯苓 20g,紫苏子 6g,大枣 10g,刺蒺藜 12g。7 剂。水煎服。二诊:咳喘明显减轻,上方加党参 15g,20 剂。经 B 超检查胸腔积液消失。

体会:椒目行水蠲饮,桑白皮、紫苏子、葶苈子泻肺利气化饮,半夏、茯苓健脾燥湿化饮,瓜蒌宽胸利膈化痰,刺蒺藜疏肝理气,合之则有逐水利气化饮之功。

(二)桑白皮配伍应用

1. **桑白皮配贝母、黄芩**　桑白皮性寒入肺而能泻肺经火热,贝母化痰,黄芩清肺,合用有泻肺清热化痰之功,用于肺热咳喘,痰稠而黄。用量:桑白皮

12~15g;贝母 9~12g;黄芩 12~15g。

2. 桑白皮配决明子、夏枯草　三药均有降压之功,合用后作用更强,多用于高血压属肝阳上亢者。用量:桑白皮 12~15g;决明子 12~15g;夏枯草 12~15g。

3. 桑白皮配地骨皮　桑白皮入肺中气分,泻肺中邪热,泻肺平喘,利水消肿;地骨皮走血分,清肺中伏火,清热凉血,补阴退蒸。桑白皮清气分之邪,地骨皮清血分之邪,二药伍用,一气一血,气血双清,清肺热,泻肺火,散瘀血,祛痰嗽,平喘逆。用量:桑白皮 12~15g;地骨皮 9~12g。

4. 桑白皮配橘皮　桑白皮辛散苦降,泻肺平喘,利水消肿,治面部四肢肿满;橘皮理气健脾,和胃化痰,着重作用于中焦脾胃。二药伍用,脾气健运,痰无以生,肺气通畅,邪不可干,二药合力,清热化痰,止咳平喘。用量:桑白皮 12~15g;橘皮 15~30g。

【用法用量】内服,常用量 10~15g。

【使用注意】风寒咳嗽,肺寒无火者禁用。

五、紫菀(《神农本草经》)

【性味归经】味苦,温。归肺经。

【功效与主治】主咳逆上气,胸中寒热结气,去蛊毒痿躄,安五脏。

【临床应用】

(一)紫菀临床功用

1. 紫菀功用认识　温肺,下气,消痰,止嗽。治风寒咳嗽气喘,虚劳咳吐脓血,喉痹,小便不利。

2. 紫菀功用体会　《金匮》射干麻黄汤,用之治咳而上气,以其清肺而降逆也。

《本经疏证》:紫菀、款冬花,仲景书他处不用,独于肺痿上气咳嗽篇,射干麻黄汤用之,紫菀、款冬花虽不得为是主剂,然而法之转移,实以紫菀、款冬变。故《千金》《外台》凡治咳嗽久嗽并用紫菀、款冬者十方而九,则于此方亦不可不为要药矣。

射干麻黄汤应用:射干麻黄汤,临证应用于素来有寒,在咳喘发作时,痰不易咳出来,所以喉间如有水鸡声,说明痰多,肺气闭而不得宣发,痰随气逆,又不能出来,所以喘咳,用射干麻黄汤。麻黄还是重在宣肺,加上细辛、五味子、半夏,虽然没有干姜,但用了四两生姜,在于生姜散水气、发散风寒,所以生姜用量大。干姜侧重温化,生姜侧重温散。紫菀、款冬花、射干是苦寒药,经常用来治咽肿,可以祛痰。这个方子是寒热并配,总体来说是热的,还要注意大枣用量,一般是 12 个,这个方子里用 7 个。射干麻黄汤纯粹治内饮为患,功用宣肺祛痰,下气止咳。

《药品化义》:紫菀,因其体润,善能滋肾,盖肾主二便,以此润大便燥结,利小便短赤,开发阴阳,宣通壅滞,大有神功。

临证肠燥肾虚老人便秘可加入紫菀 15g。因其润燥,入肺能升能降,肺与大肠相表里,肺窍通则大便以下。

(二) 紫菀配伍应用

1. 紫菀配款冬花 两者均有润肺化痰止咳之功,且都温而不燥;寒热虚实咳嗽均宜应用。款冬花偏于止咳,紫菀偏于祛痰,二药伍用,以治喘咳痰多。用量:紫菀 12~15g;款冬花 15~20g。

2. 紫菀配火麻仁 紫菀以开提肺气为长,能开肺气而通腑气,治大便秘结,润肠通便,二药伍用,增加治疗大便秘结作用。用量:紫菀 12~15g;火麻仁 15~24g。

【用法用量】内服,煎汤,常用量 10~15g。

【使用注意】有实热者忌服。

六、款冬花(《神农本草经》)

【性味归经】味辛,温。归肺经。

【功效与主治】主咳逆上气,善喘,喉痹,诸惊痫寒热邪气。

【临床应用】

(一) 款冬花临床功用

1. 款冬花功用认识 润肺下气,化痰止咳,治咳逆喘息,喉痹。

2. 款冬花功用体会 《药品化义》:冬花,味苦主降,气香主散,一物两用兼备。故用入肺部,顺肺中之气,又清肺中之血,专治咳逆上气,痰涎稠黏。

《长沙药解》:《金匮》射干麻黄汤。用之治咳而上气,喉中如水鸡声,以其开痹而止喘也。款冬降逆破壅,宁嗽止喘,疏利咽喉。洗涤心肺,而兼长润燥。

(1) 款冬花偏于寒性咳嗽:款冬花味辛,温,温肺化痰,止咳平喘。对外感风寒咳嗽,气喘,喉中有痰似水鸡声,本品常配合射干、麻黄、半夏、细辛、紫菀、杏仁等;本品润肺止咳,对久咳,劳咳,多与川贝、杏仁等配伍;对久咳、痰中带血,可加百合、藕节。紫菀偏宣肺化痰,款冬花有显著镇咳作用。

(2) 款冬花温润除痰:射干麻黄汤治外邪内饮,外有表证,内有痰饮,治宜发散风寒,降气化痰。其中内饮外邪引起的咳嗽,以温润除痰的款冬花为宜。

（二）款冬花配伍应用

1. **款冬花配紫菀**　见上节。

2. **款冬花配百部**　款冬花辛香温润,可散可泄,长于宣肺止咳,而尤善于润肺止咳;百部苦温而平,为润肺止咳要药。二味专入肺经,性润而平,相须为用,降气祛痰,润肺止咳之力倍增,无论新久、虚实、寒热咳嗽均可应用。用量:款冬花 12~15g;百部 12~15g。

【用法用量】内服,煎汤,常用量 10~15g。

【使用注意】有实热者慎服。

七、麦冬(《神农本草经》)

【性味归经】味甘,平。归肺、胃、心经。

【功效与主治】主心腹结气,伤中伤饱,胃络脉绝,羸瘦短气。久服轻身不老,不饥。

【临床应用】

（一）麦冬临床功用

1. **麦冬功用认识**　养阴润肺,清心除烦,益胃生津。治肺燥干咳、吐血,咯血,肺痿,肺痈,虚劳烦热,消渴、热病伤津、咽干口燥,便秘。

2. **麦冬功用体会**　《本草汇言》:麦冬,清心润肺之药也。主心气不足,惊悸怔忡,健忘恍惚,精神失守;或肺热肺燥,咳声连发。

《本草正义》:麦冬本为补益胃津之专品,今人多以为补肺之药,虽曰补土升金,无甚悖谬,究其之所以专主者,固在胃而不在肺。《日华》又谓麦冬治五劳七伤,盖亦《本经》主伤中之意。养胃滋阴,生津益血,夫孰非调和五脏之正治。

麦门冬汤应用:《金匮要略·肺痿肺痈咳嗽上气病脉证治》:"大逆上气,咽喉不利,止逆下气者,麦门冬汤主之。麦门冬七升,半夏一升,人参二两,甘草二两,粳米三合,大枣十二枚。"这个方治疗"大逆上气",上焦有热,滋养肺胃,降逆和中。

麦冬,甘寒,能补阴,入胃治津液亏损。补阴的药很多,例如生地、瓜蒌根,滋阴以治咳为主,用麦冬;口干甚而渴,用天花粉;口干有血证,尿血、鼻衄,用生地。均为滋阴药,但又有不同,所以要熟悉每味药的特点。

本方最大特点是麦冬用量达七升,而半夏只有一升,人参二两,甘草二两,其他为常规用量,再从《金匮》原文看,"大逆上气"病机是肺热叶焦,发为痿证,津液大伤,而产生一系列症状,咳嗽少痰,咽喉不利。咳逆而咽中干,是应用麦冬的一个主症,不能说咳嗽就吃麦冬,在肺尚湿润,津液还未伤时,误用麦冬会导致症状加重;津液亏损时,必须用养胃润肺祛燥之法,麦冬宜用大量。

这个方子还可健胃安中,患者要是津液亏损,健胃是必须的,津液生成,非胃好不行,麦冬量虽大,必须配伍人参、甘草、粳米、大枣健胃治其本,脾胃健运再用大量麦冬、半夏,病会很快治愈。

(二) 麦冬配伍应用

1. **麦冬配人参**　麦冬养阴生津,清热除烦;人参大补元气,生津止渴。二药伍用,益气养阴,生津之功更强,可谓标本兼治,用于热伤气阴,肢体倦怠,汗出口渴,脉细数者。用量:麦冬 12~15g;人参 9~12g。

2. **麦冬配知母**　两药均为清泻肺火,滋润肺阴之品。麦冬兼能养胃阴;知母滋肾阴,泄胃热。二药伍用,滋阴清热之功更佳。用量:麦冬 12~15g;知母 9~12g。

【用法用量】内服,煎汤,常用量 15~30g。

【使用注意】虚寒泄泻,湿浊中阻,风寒痰咳喘者禁服。

八、杏仁(《神农本草经》)

【性味归经】味甘,温。归肺、大肠经。

【功效与主治】主咳逆上气雷鸣,喉痹,下气,产乳金疮,寒心奔豚。

【临床应用】

(一) 杏仁临床功用

1. **杏仁功用认识**　祛痰止咳,平喘,润肠。治外感咳嗽,喘满,喉痹,肠燥便秘。

2. **杏仁功用体会**　李杲:杏仁下喘,治气也。桃仁疗狂,治血也,俱治大便秘。

《本经疏证》:麻黄汤、大青龙汤、麻黄杏仁甘草石膏汤、麻黄加术汤等,皆麻黄、杏仁并用,盖麻黄主开散,其力悉在毛窍,非借杏仁伸其血络中气,则其行反濡缓而有所伤,则可谓麻黄之于杏仁,犹桂枝之于芍药,水母之于虾矣。然用麻黄者不必尽用杏仁,在《伤寒论》《金匮要略》两书可案也。惟喘家作,桂枝汤加厚朴杏子佳,凡麻黄汤证多兼喘,则凡用杏仁,皆可谓为喘设矣……气水发其汗既已,宜得用麻黄,乃不用麻黄而用杏仁,云以其人血虚,则其故有在矣,然则杏仁遂为补血之剂欤?斯殆非也。夫杏仁外苞血络,内韫生机,无水虚肿为气水,分明气乘血络之虚,袭而入之遂为肿也。得杏仁致生气于血络,推而行之。喘者肿之根,肿者喘之渐,治肿以是,治喘即以是。犹不可知杏仁之所治,乃气入血络,壅肿而不得外达之喘耶。

杏仁治气水:杏仁功用,祛痰止咳,平喘兼润肠通便,皆人所知,惟杏仁能治气乘血络之虚,袭而入之令肿也。临证见无水虚肿,全身胀痛,肿满,怯寒,按之无凹陷,名为气水。患者伴有气短乏力、头晕眼花、血虚,投麻黄加术汤,减麻黄加重杏仁用量,3剂而愈。杏仁,入气分通血脉也。

(二) 杏仁配伍应用

1. 杏仁配麻黄 杏仁味苦泄降,性温发散,长于平喘降气;麻黄为散寒解表平喘之要药,长于宣畅肺气。二药伍用,一宣一降,肺经气机调畅,治外感风寒,鼻塞头痛、恶寒发热,痰多喘促者。用量:杏仁 9~12g;麻黄 6~9g。

2. 杏仁配厚朴 杏仁行气化痰,止咳平喘;厚朴辛苦性温,辛散苦泄。长于下气降逆、燥湿除满。二药伍用,共降肺气而定喘,又能燥湿行痰,治湿邪阻遏上、中二焦,气机不利。用量:杏仁 9~12g;厚朴 12~15g。

3. 杏仁配紫苏子 杏仁辛开苦降,宣降肺气,为止咳平喘要药;紫苏子味辛气香,质地油润,性主沉降,为下气消痰平喘之佳品。二药伍用,一宣一降,相须配伍,增强止咳化痰平喘之功,又有润肠通便之效。用量:杏仁 9~12g;紫苏子 12~15g。

【用法用量】内服,煎汤,常用量6~12g。

【使用注意】阴虚咳嗽及大便溏泻者禁服。

九、五味子(《神农本草经》)

【性味归经】味酸,温。归肺、肾经。

【功效与主治】主益气,咳逆上气,劳伤羸瘦,补不足,强阴。益男子精。

【临床应用】

(一) 五味子临床功用

1. 五味子功用认识 敛肺,滋肾,生津,收汗,涩精。治肺虚喘咳,口干作渴,自汗,盗汗,劳伤羸瘦,梦遗滑精,久泻久痢。

2. 五味子功用体会 《用药心法》:五味子收肺气,补气不足,升也。酸以收逆气,肺寒气逆,则以此与干姜同用治之。

(1) 干姜、细辛、五味子,一温一散一敛:临证见咳喘恶寒,无汗,证属外寒内饮,投小青龙汤,本人常常用到干姜、细辛、五味子,一温一散一敛;半夏温化水饮收敛肺气,麻黄、桂枝解表;白芍敛阴防麻、桂发汗太过。虚喘加山茱萸,共奏辛温解表、温化水饮之效。药物组合运用在慢性咳喘病中常常可提升疗效。

《本草经疏》：五味子主益气者，肺主诸气，酸能收，正入肺补肺，故益气也。其主咳逆上气者，气虚则上壅而不归元，酸以收之，摄气归元。

(2) 五味子虚实皆治：临证用五味子范围甚广，《伤寒论》仅见咳逆，《金匮》见咳而上气、喉中水鸡声，小青龙汤治肺胀咳逆上气，所以临证不论虚实、寒热，配合相应药物，均可应用。虚证酸以收之，摄气归元；实证咳逆上气，五味子配莱菔子，宣降肺气。临证遇到盗汗、自汗，应用五味子酸收，配白术益气实卫，汗自愈。

(二) 五味子配伍应用

1. 五味子配干姜　五味子敛肺滋肾，敛汗止汗，干姜温经散寒，健脾化痰。二药伍用，治肺经感寒，咳嗽不已，方如五味细辛汤。用量：五味子 9~12g；干姜 9~12g。

2. 五味子配山茱萸　五味子敛肺纳肾，滋阴固精，收汗生津；山茱萸气温而主补，味酸而主敛，充营强卫，固表止汗。二药伍用，相须为用，增强补益肝肾、止汗固脱之功。用量：五味子 9~12g；山茱萸 12~15g。

【用法用量】内服，煎汤，常用量 6~15g。

【使用注意】外有表邪，内有实热，或咳嗽初起者忌服。

十、射干(《神农本草经》)

【性味归经】味苦，平。归肺、肝经。

【功效与主治】主咳逆上气，喉痹咽痛，不得消息，散结气，腹中邪逆，食饮大热。

【临床应用】

(一) 射干临床功用

1. 射干功用认识　降火，解毒，散血，消痰。治喉痹咽痛，咳逆上气，痰涎壅盛，瘰疬结核。疟母，妇女经闭，痈肿疮毒。

2. 射干功用体会　《本草纲目》：射干能降火，故古方治喉痹咽痛为要药。

(1) 射干与山豆根作用鉴别：射干与山豆根均为清利咽喉要药，均可清热解毒，但山豆根所治咽喉痛属咽喉热痛，有清火泄热作用；射干所治之咽喉痛为痰热壅聚咽喉，其消痰散热为尤。《本草经疏》：射干，苦能下泄，故善降；兼辛，故善散，故主咳逆上气，喉痹咽痛。

(2) 治手少阴营分风湿热表证之喉痹：胡某，男，47岁，教师。患反复咽痛，咽部异物感,伴有咽后壁及扁桃体红肿,5年不愈。咽部梗阻,声音嘶哑,脉数寸浮,舌红苔薄黄。证属手少阴营分风湿热表证之喉痹。治宜辛凉解表,清少阴营分瘀热,燥湿解毒,方以银翘马勃散加味。药用:射干12g,金银花15g,连翘12g,黄芩9g,牛蒡子12g,马勃6g,僵蚕9g,佩兰12g,姜半夏12g,桔梗12g,炙甘草10g。6剂,水煎服。二诊,患者自觉咽部明显舒适,咽痛、咽痒消失,咽部异物感减轻。继服20剂而愈。

体会:患者病发少阴表证,郁久化热,为少阴风湿热表证。患者咽部红肿,可见淋巴滤泡,而无少阴里证表现。射干泻肺祛痰涎,金银花清营分瘀热,马勃、佩兰治咽部湿毒,以牛蒡子、桔梗清咽化痰,僵蚕清热解毒、化痰散结,半夏健脾温中,以防阳衰土湿、浊气堙郁、相火升炎以治本,标本兼治故短期诸症皆消。

(二) 射干配伍应用

1. 射干配麻黄　射干苦寒,降火消痰,利咽平喘;麻黄温肺散邪,宣开肺气,利水消肿。二药伍用,一寒一热,宣降得宜,则气降痰消,而喉中痰鸣气喘自愈。用量:射干9~12g;麻黄6~9g。

2. 射干配桔梗　射干清利咽喉,以降为主,桔梗辛散开泄。二药伍用,治疗各种原因之咽喉肿痛。用量:射干9~12g;桔梗9~12g。

3. 射干配山豆根　射干与山豆根,皆有清火解毒、清利咽喉之功效。射干苦降大泄,破结泄热;而山豆根苦寒较甚,泻火解毒。二药伍用,加强清热利咽之效,又有祛痰散结之功。用量:射干9~12g;山豆根12~15g。

【用法用量】内服,煎汤,常用量9~12g。

【使用注意】本品易致泻,孕妇忌用。

十一、白前(《名医别录》)

【性味归经】味苦、辛,微温。归肺、胃经。

【功效与主治】祛痰止咳,泻肺降气,健胃和中,主治肺实喘满,咳嗽痰多,胃脘疼痛。

【临床应用】

(一) 白前临床功用

1. 白前功用认识　泻肺降气、下痰止嗽。治肺实喘满,咳嗽,多痰。

2. 白前功用体会　《本草纲目》:白前,长于降气,肺气壅实而有痰者宜之。

(1) 白前与前胡功用区别:白前清肺降气,祛痰止咳,前胡宣散风热,降气消痰。肺主气,外合皮毛,肺气宜宣、易降,若外感风寒、风热或浊痰蕴肺,均可引起肺的清肃功能失调。故以白前清肃肺气,降气化痰,前胡宣散风热,下气化痰。白前主在降气,前胡偏于宣肺,一宣一降,肺气清肃功能恢复正常,故痰可去,嗽可宁。

(2) 白前长于降气消痰:白前长于肃肺降气祛痰,临证凡有寒热相兼咳嗽咳痰,常用白前。对肺气壅滞咳嗽,伍前胡清热宣肺降气,疗效显著。

(二) 白前配伍应用

1. 白前配百部　白前长于肃降祛痰,百部长于润肺止咳化痰,二药伍用,相须相辅,化痰中有润肺之力,润肺又不留痰,用于感冒日久不愈,肺气肃降失常,咳喘不已。用量:白前 12~15g;百部 9~12g。

2. 白前配前胡　白前长于泻肺降气,气降痰自消,为肺家咳嗽之要药,前胡能宣肺散风清热,治疗感冒风热,二药伍用,宣降相宜,咳喘自宁。用量:白前 12~15g;前胡 12~15g。

【用法用量】内服,煎汤,常用量 9~15g。

【使用注意】肺虚过甚,气不归元者不宜服。

十二、肺药补益

沙参主助肺,为清热补阴之品。石斛主益肺,为清气强肾之品。甘菊主清肺,为和气明目之品。山药主补肺,为助气健脾之品。百合主养肺,为补气和中之品。桑皮主利肺,为疏气渗热之品。紫菀主滋肺,为凉血润燥之品。款花主安肺,为顺气宁嗽之品。兜铃主凉肺,为抑气止嗽之品。麦冬主润肺,为凉气生津之品。天冬主保肺,为平气滋肾之品。杏仁主抑肺,为破气利膈之品。五味主敛肺,为固气益精之品。诃子主泄肺,为清音涩肠之品。乌梅主收肺,为止呕除烦之品。阿胶主调肺,为养荣安胎之品。(《药品化义》)

第十三章 肾 药

一、牛膝(《神农本草经》)

【性味归经】味苦、酸,平。归肝、肾经。

【功效与主治】主寒湿痿痹,四肢拘挛,膝痛不可屈伸。逐血气伤,热火烂,堕胎。久服轻身耐老。

牛膝是一种节部膨大如牛之膝盖的草本植物,根长而深扎,并以河南怀庆府质量最优,称为怀牛膝。

【临床应用】

(一)牛膝临床功用

1. **牛膝功用认识** 生用散瘀血,消痈肿。治淋病,尿血,经闭,癥瘕,难产,胞衣不下,产后瘀血腹痛,喉痹,痈肿,跌打损伤。熟用补肝肾,强筋骨,治膝骨痛,四肢拘急。

2. **牛膝功用体会** 朱震亨:牛膝,能引诸药下行,筋骨痛风在下者,宜加用之。

《本草通玄》曰:五淋诸证,极难见效,惟牛膝一两,入乳香少许煎服,连进数剂即安。性主下行,且能滑窍。

(1) **引血下行治眩晕**:临证治高血压之肝肾阴亏,肝阳上亢,本人喜用镇肝熄风汤,重用怀牛膝 30g,既能引血下行,又能补肝肾,行而有补,疗效满意。

(2) **牛膝滑窍治癃闭**:临证治老年人前列腺肥大,排尿不畅,甚则点滴不下。本人常用五苓散加牛膝(30g)、王不留行(20g)、石韦(20g)、滑石(15g)、刘寄奴(15g)等,疗效卓著。

(二)配伍应用

1. **牛膝配杜仲** 两者均有补肝肾、强筋骨之功,二药伍用,药力增强,适用于肝肾不足之腰膝酸软或痛或抽筋者。用量:牛膝 12~15g;杜仲 12~15g。

2. 牛膝配黄柏 牛膝能活血通经,引血下行,黄柏具有清利下焦湿热之功,二者伍用,用于湿热下注之足膝酸软,皮肤红肿疼痛,方如三妙丸。用量:牛膝 12~15g;黄柏 12~15g。

3. 牛膝配冬葵子 两者性皆滑利,均有利尿通淋之功,二者伍用,起协同作用,可治疗湿热、瘀血蕴结之小便淋沥、尿道涩痛、血尿以及石淋等,方如牛膝汤。用量:牛膝 12~15g;冬葵子 12~15g。

4. 牛膝配钩藤 牛膝苦降,活血祛瘀,舒筋通络,通淋利尿,补肝肾,强筋骨;钩藤清热平肝,息风镇痉以降血压,二药伍用,清上引下,降压甚效。用量:牛膝 12~15g;钩藤 12~15g。

【用法用量】内服煎汤,常用量 10~15g。

【使用注意】中气下陷之脱肛、泄泻;或下元失固之遗精、带下、崩漏;孕妇均忌服。

二、玄参(《神农本草经》)

【性味归经】味苦,微寒。归肺、肾经。

【功效与主治】主腹中寒热积聚,女子产乳余疾,补肾气,令人明目。

【临床应用】

(一)玄参临床功用

1. 玄参功用认识 滋阴,降火,除烦,解毒。治热病烦渴,发斑,骨蒸劳热,夜寐不宁,自汗盗汗,吐血衄血,咽喉肿痛,痈肿,瘰疬。

2. 玄参功用体会

(1)玄参升麻汤体会:临证治疗小儿麻疹,经汗法疹未透出,表邪郁遏,上攻咽喉,发热、扁桃体肿大,脉浮数,选用玄参升麻汤加味:荆芥 9g,防风 6g,升麻 6g,玄参 6g,牛蒡子 3g,生甘草 3g,桔梗 3g,北豆根 3g,羌活 3g。3 剂,水煎服。本方适用于麻疹中期,疹发不透,伴有咽喉肿痛,小儿服 2 剂,疹发透出。玄参清热解毒而养阴,升麻透疹而善解毒,荆芥、防风、羌活发散表邪,牛蒡子、北豆根宣肺利咽,生甘草解毒。

(2)玄参,乃枢机之剂:张元素说玄参乃枢机之剂,管领诸气上下,肃清阳不浊,风药中多用之,故《活人书》玄参升麻汤,治汗下吐后毒不散,则知为肃清枢机之剂,以此论之,治空中氤氲之气,无根之火,玄参为圣药。余临证常用玄参引领麦冬、生地滋阴降火。对老年便秘,还起到润肠通便、滋阴润燥的作用。

（二）玄参配伍应用

1. 玄参配升麻　玄参滋阴降火,润燥解毒利咽;升麻升散透邪又长于解毒。二药伍用,外散不助热,降泄不助邪。用于治疗时邪疫毒,咽喉肿痛。用量:玄参 12~15g;升麻 6~9g。

2. 玄参配板蓝根　玄参甘苦而寒,质润多液,治火滋阴;板蓝根味苦性寒,功专清热解毒,利咽消肿。二药苦寒之品,故协同为用,增加清热解毒之力。用量:玄参 12~15g;板蓝根 12~15g。

3. 玄参配牛蒡子　玄参偏于治疗肾阴不足,虚火上炎之咽喉肿痛,而牛蒡子偏于治外感之咽喉肿痛。二药伍用,相须为用,解毒利咽之功倍增。用量:玄参 12~15g;牛蒡子 9~12g。

【用法用量】内服,煎汤,常用量 10~15g。

【使用注意】脾胃有湿及脾虚便溏者忌服。

三、菟丝子(《神农本草经》)

【性味归经】味辛,平。归肝、肾、脾经。

【功效与主治】主续绝伤,补不足,益气力,肥健,久服明目,轻身延年。

【临床应用】

（一）菟丝子临床功用

1. 菟丝子功用认识　补肝肾,益精髓,明目,治腰膝酸痛,遗精,消渴,尿有余沥,目暗。

2. 菟丝子功用体会　《本草汇言》:菟丝子,补肾养肝,温脾助胃之药也。但补而不峻,温而不燥,故入肾经,虚可以补,实可以利,寒可以温,热可以凉,湿可以燥,燥可以润。

(1) 菟丝子坚筋骨,安胎气:菟丝子性平质润,不温不燥,补而不腻,寒热温凉均可应用,故临证不论阴虚阳虚所致腰酸、腰痛,或者外感原因所致腰痛,均可应用。引用妇科保胎。一女子,32 岁,患习惯性流产,前来就诊。治疗思路,肾为胎元根本,肾中和缓胎有生气,胎前养血健脾,疏肝清热。患者妊娠 12 周,服方药:菟丝子 30g,续断 15g,桑寄生 15g,阿胶珠 15g,炒白术 30g,黄芩 10g,熟地 30g,陈皮 10g,山药 30g,紫苏梗 10g,炙甘草 6g。7 剂,水煎服。二诊,患者自觉腰酸腰痛减轻,精力充沛,加减服药 2 个月,方中重用菟丝子以固胎气。后足月生子。

(2) 菟丝子补肾养肝,固胎止泻:临证常用于提高精子、卵子质量。菟丝子

40g,加泽兰 15g,治疗阳痿、遗尿、流产、失眠、尿蛋白,均取得可喜疗效。

(二) 菟丝子配伍应用

1. **菟丝子配阿胶珠** 菟丝子益肾安胎,治肝肾虚损之胎漏下血,胎动不安,腰痛欲坠者。配伍阿胶珠养血止血,可增强安胎止漏之功效。常加续断、桑寄生等补肾安胎之品,方如《医学衷中参西录》寿胎丸。用量:菟丝子15~30g;阿胶珠 9~12g。

2. **菟丝子配杜仲** 菟丝子补肾阳,若与补益肝肾、强筋骨之杜仲同用,可加强壮阳之功,用治腰膝酸痛。用量:菟丝子 15~30g;杜仲 9~12g。

3. **菟丝子配覆盆子** 菟丝子既补肾阳,又补肾阴,且有固精缩尿的功效;覆盆子补肝肾,益阴助阳,又能收敛固涩。二药伍用,阴阳双补,涩精止遗之功大增,用于阳痿、遗精、遗尿。用量:菟丝子 15~30g;覆盆子 12~15g。

4. **菟丝子配沙苑子** 两药均入肝、肾二经,补肾益精,养肝明目,为平补肝肾要药,前者功偏助阳道,坚筋骨,安胎气;后者长于固精止遗。用量:菟丝子 15~30g;沙苑子 12~15g。

【用法用量】内服,煎汤,常用量 15~30g。

【使用注意】阴虚火旺,阳强及大便燥结者禁服。

四、肉苁蓉(《神农本草经》)

【性味归经】味甘,微温。归肾、大肠经。

【功效与主治】主五劳七伤。补中,除茎中寒热痛,养五脏,强阴,益精气,多子,妇人癥瘕。久服轻身。

【临床应用】

(一) 肉苁蓉临床功用

1. **肉苁蓉功用认识** 补肾,益精,润燥,滑肠。治男子阳痿,女子不孕,带下,血崩,腰膝冷痛,血枯便秘。

2. **肉苁蓉功用体会** 《本草汇言》:肉苁蓉,养命门,滋肾气,补精血之药也,男子丹元虚冷而阳道久沉,妇人冲任失调而阴气不治,此乃平补之剂,温而不热,补而不峻,暖而不燥,滑而不泄,故有从容之名。

(1) 肉苁蓉养五脏,强阴,治女子冲任失调:肉苁蓉益精填精,治虚损,暖下元,临证治疗肾虚腰痛,头晕耳鸣,记忆减退,常与巴戟天、沙苑子、菟丝子配合;治疗妇科不孕,月经失调,配合当归、熟地、淫羊藿;治疗老年人便秘,常配合火麻仁。肉苁蓉通便因于滋肾润燥,火麻仁通便因于滋脾润肠。

(2) 肉苁蓉,滋肾补精血之要药:滋肾补精血之要药,气本微温,相传以为热者误也。甘能除热补中,酸能入肝,咸能滋肾。肾肝为阴,阴气滋长,则五脏之热自退。临证若男子丹元虚冷而阳道久沉,妇人冲任失调而阴气不治,此乃平补之剂。

(二) 肉苁蓉配伍应用

1. 肉苁蓉配当归　肉苁蓉补肾壮阳,润肠通便;当归甘温,补血养血,亦能润肠通便。二药伍用,降下无伤阳气,温润不灼液,既可补肾养血,又能润肠通便,寓泻于补,治疗老年人气血不足,肠燥便秘。用量:肉苁蓉 9~12g;当归 12~15g。

2. 肉苁蓉配菟丝子　肉苁蓉质地油润,温补肾阳而不燥;菟丝子温补肝肾,亦能益精。二药伍用,用于肾虚所致腰痛膝软,眩晕耳鸣,性欲减退。用量:肉苁蓉 9~12g;菟丝子 15~30g。

【用法用量】内服,煎汤,常用量 10~15g。

【使用注意】相火偏旺,大便滑泄,实热便结者禁服。

五、鳖甲(《神农本草经》)

【性味归经】味咸,平。归肝、脾经。

【功效与主治】主心腹癥瘕坚积寒热。去痞,息肉、阴浊,痔,恶肉。

【临床应用】

(一) 鳖甲临床功用

1. 鳖甲功用认识　养阴清热,平肝息风,软坚散结。治劳热骨蒸,阴虚风动,劳疟疟母,癥瘕痃癖,经闭经漏,小儿惊痫。

2. 鳖甲功用体会　《本草新编》:鳖甲,味咸气平,善能攻坚,又不损气,阴阳上下有痞滞不除者,皆宜用之。

(1) 鳖甲煎丸治疟母:《金匮》:病疟以月一日发,当以十五日愈,设不差,当月尽解;如其不差,当云何? 师曰:此结为癥瘕,名曰疟母,急治之,宜鳖甲煎丸。

治病疟一月不差,结为癥瘕。以寒湿之邪,客厥阴少阳之界,古人讲癥瘕、疟母就是摸到左胁下脾大,中医认为是癥瘕积聚。鳖甲行厥阴而消癥瘕,半夏降阳明而松痞结,柴胡、黄芩清泻少阳之表热,人参、干姜温补太阴之里寒,此小柴胡之法也。一是扶正祛邪同施,使扶正攻邪相辅相成,人参、阿胶补气血,而厚朴、柴胡行气,葶苈子、石韦、瞿麦、乌扇、半夏攻痰;桂枝、牡丹皮、赤硝、桃

143

红及诸虫活血,则为攻邪而设,选药精当,足以启迪后人。在这种影响下,本人治疗慢性肝炎、肝硬化以消痞块,屡奏佳效。

(2) **鳖甲乃厥阴肝经血分之药**:《纲目》言鳖甲乃厥阴肝经血分之药,肝主血也,鳖色青入肝,故所主者,疟劳寒热,痞癖惊痫,经水痈肿阴疮。余临证用于肝硬化、肝脾大,骨蒸劳热,阴虚往来寒热。

(二) 鳖甲配伍应用

1. **鳖甲配青蒿**　鳖甲咸寒属阴,可入肝脾二经,有滋阴潜阳、软坚散结之功,善清深伏骨间之邪热;青蒿气味芬芳,能入肝、胆二经,既能透发肌间郁热,又能升发舒脾,泄热杀虫。二药伍用,可潜入阴分,以清伏邪。鳖甲得青蒿,可引阴分之邪达表,共奏清虚热、除伏邪之功。方如青蒿鳖甲汤。用量:鳖甲15~30g;青蒿 12~15g。

2. **鳖甲配秦艽**　鳖甲禀至阴之性,滋阴除虚热,软坚散结;为风药中润剂,祛风外出而不燥,又能清热退蒸。二药伍用,有良好的滋阴清热除蒸之功。方如秦艽鳖甲散。用量:鳖甲 15~30g;秦艽 12~15g。

【用法用量】内服,煎汤,常用量 10~30g。

【使用注意】脾胃虚寒、食少便溏者及孕妇禁服。

六、地骨皮(《神农本草经》)

【性味归经】味甘,寒。归肝、肾、肺经。

【功效与主治】主五内邪气,热中消渴,周痹,久服坚筋骨,轻身不老。

【临床应用】

(一) 地骨皮临床功用

1. **地骨皮功用认识**　地骨皮清热,凉血,治虚劳潮热盗汗,肺热咳喘,吐血、衄血,血淋,消渴,高血压,痈肿,恶疮。

2. **地骨皮功用体会**　李杲:四物汤内加地骨皮、牡丹皮,治妇人骨蒸最妙。

(1) **地骨皮治妇人骨蒸劳热之良药**:地骨皮甘寒清润,能泻肾火、去伏热,清骨中之热,为退虚热、疗骨蒸之佳品。临床治妇人骨蒸劳热,常用李杲所讲的四物汤加地骨皮、牡丹皮,疗效绝佳。地骨皮功能清肃肺气,为治肺热要药。又能清热凉血,泻火下行,亦常用于血热妄行所致诸症,如月经不调、吐衄。本人常配合炙鳖甲、黄柏、生地、秦艽等。

(2) **地骨皮入血分,泻肺火,清虚热**:地骨皮偏治肾阴不足,阴虚火旺之骨蒸劳热。世人但知黄芩、黄连苦寒治上焦之火,黄柏、知母苦寒治下焦火,而不知地骨皮甘寒平补,使精气充而邪火自退之妙。

(二) 地骨皮配伍应用

1. 地骨皮配桑白皮 两者皆为甘寒之品,入肺除肺热,平咳喘。地骨皮质轻而性寒,擅入血分,治肺中伏火;桑白皮泻肺,偏入气分,去肺中邪热,二药伍用,一血一气,清肺热不伤阴,护阴液而不留邪。用量:地骨皮 12~15g;桑白皮 12~15g。

2. 地骨皮配牡丹皮 地骨皮甘寒,以清泄凉降为主,长于泻肾火,退虚热,除骨蒸;牡丹皮辛寒,偏于清透,善透阴中之虚热,且能活血散瘀,二药伍用,清热凉血除蒸之力更强。用量:地骨皮 12~15g;丹皮 9~12g。

【用法用量】内服,煎汤,常用量 10~15g。

【使用注意】脾胃虚寒者忌用。

七、女贞子(《神农本草经》)

【性味归经】味苦,凉。归肝、肾经。

【功效与主治】主补中,安五脏,养精神,除百疾,久服肥健,轻身不老。

【临床应用】

(一) 女贞子临床功用

1. 女贞子功用认识 补肝肾,强腰膝,治阴虚内热,头晕,目花,耳鸣,须发早白。

2. 女贞子功用体会 《本草求真》:女贞子,可以滋水黑发,如古方之用旱莲草、桑椹子同人,以治虚损。

(1) 女贞子治肝肾阴虚,耳鸣耳聋:临证见肝肾阴虚,耳鸣耳聋,女贞子配合何首乌、桑椹、生地、杜仲、山药、墨旱莲、枸杞子,疗效甚佳。女贞子性质平和,补阴而不腻,适于久服,不像生地、熟地容易腻滞,但滋阴之力不如二地。女贞子味苦,脾虚泄泻者,不宜多服。女贞子补肝肾,乌须发,兼清气分,气血双补。

(2) 女贞子善补益肝肾,安五脏:女贞子甘苦而凉,既善补肝肾,又能清虚热,此药气味俱阴,正入肾除热补精之品。肾得补,则五脏自安,精神自足,百疾去而身肥健矣。

(二) 女贞子配伍应用

1. 女贞子配墨旱莲 女贞子甘苦而凉,既善补益肝肾,强健筋骨乌发,又能清虚热,尤适用于肝肾亏损,虚热内生之证;墨旱莲养肝益肾,凉血止血,乌须黑发。二药伍用,补肝益肾,明目乌发,清虚热,疗失眠,凉血止血之力增强,方如二至丸。用量:女贞子 12~15g;墨旱莲 12~15g。

2. 女贞子配黄芪　女贞子性禀纯阴,为清补肝肾之佳品;黄芪益气升阳,实卫固表,为补气利水之要药,善扶正气,壮元阳。二药伍用,气阴双补,提升机体免疫功能。用量:女贞子 12~15g;黄芪 15~30g。

【用法用量】内服,煎汤,常用量 9~15g。

【使用注意】脾胃虚寒泄泻及阳虚者慎服。

八、墨旱莲(《饮片新参》)

【性味归经】味甘、酸,凉。归肝、肾经。

【功效与主治】补益肝肾,凉血止血。主治肝肾不足,头昏目眩,须发早白,各种出血。

【临床应用】

(一)墨旱莲临床功用

1. 墨旱莲功用认识　凉血止血,补肾益阴,治吐血、咯血、衄血、尿血。

2. 墨旱莲功用体会

黑旱莲补肾滋阴止血,红旱莲凉血活血:墨旱莲味甘平,色黑入肾经。补肾滋阴,并能凉血止血。本品配女贞子名为二至丸,用于肝肾阴虚,头发早白、脱落;配生地、玄参、白茅根、黄柏炭、泽泻,用于尿血;配石膏、知母、槐花,用于吐血。近年来治疗再生障碍性贫血、功能性子宫出血、紫癜等选用本品。墨旱莲有黑旱莲与红旱莲之分,黑旱莲偏于补肾滋阴止血,红旱莲偏于凉血活血清热,并能治疮疡。

(二)墨旱莲临床配伍

墨旱莲配女贞子　见上节。

【用法用量】内服,煎汤,常用量 10~30g。

【使用注意】脾肾虚寒者慎服。

九、龙眼肉(《神农本草经》)

【性味归经】味甘,平。归心、脾经。

【功效与主治】主五脏邪气,安志,厌食。久服强魂,聪明,轻身不老,通神明。

【临床应用】

(一) 龙眼肉临床功用

1. 龙眼肉功用认识　益心脾,补气血,安神。治虚劳羸弱,失眠,惊悸,怔忡。

2. 龙眼肉功用体会　《理虚元鉴》:龙眼肉大补心血,功并人参,然究为湿热之品,故肺有郁火,火亢而血络伤者,服之必剧。世医但知其补,而昧于清温之别,凡遇虚劳,心血衰少,夜卧不宁之类,辄投之。

龙眼肉安志、益心脾,投归脾汤: 治一妇人,由于思虑过度,劳伤心脾,既往气血不足,出现心悸怔忡,健忘少眠,食少体倦,舌淡白,脉细缓。急投归脾汤,益气补血,健脾养心。患者不仅有血虚,也有气虚。因此投归脾汤重用龙眼肉,补气生血。患者为什么失眠呢?是因为阳不入阴,"阳入阴则寐,阳出阴则寤",心藏神,肝藏魂,心肝血虚容易引起失眠,血虚后心肝都生热,心有心火,肝有相火,当血不足时火就盛,心肝热神魂不安,即阳不得入阴,所以不能入睡。

另外,补血、滋阴药那么多,为什么用龙眼肉和当归,为什么不用芍药和生地?气主煦之,气虚就不能温煦,气有余便是火,气不足就多寒,因此在这种情况下要选择温药两相配。龙眼肉本身是温的,味厚多滋兼有润,这味药不但补血,也主补心脾之气。

酸枣仁补肝胆之气,清肝胆之热,补肝就能补心,"虚则补其母","母令子实",这样有利于安神。远志功能使得志远,志即肾,肾阴不足,用辛药润之,交通心肾能强志,针对心悸、怔忡、不眠治疗。气虚则寒,脾运化减弱,再加上一些补血药;对脾气来说,忧思伤脾,所以加木香振奋脾气。

分析归脾汤作用后,本人在临床经常用此方治疗一些心脾两虚患者,服7剂,症状可明显减轻;加减服20剂,患者神清气爽,安然入睡。

(二) 龙眼肉配伍应用

1. 龙眼肉配人参　龙眼肉益心脾,补气血;人参为气分药,重在补气。二药伍用,既可以加强补气之力,又可增强补血之效,用于气血两虚。用量:龙眼肉 12~15g;人参 6~9g。

2. **龙眼肉配酸枣仁**　龙眼肉补益气血,补脾养心而益肾;酸枣仁补阴血且养心安神。两药伍用,补气血,益心神,安神益智治疗夜寐多梦,失眠健忘。用量:龙眼肉 12~15g;酸枣仁 15~30g。

【用法用量】内服,煎汤,常用量 15~30g。

【使用注意】有痰火,或湿滞停饮者忌服。

十、熟地黄(《本草图经》)

【性味归经】味甘,温。归肝、肾经。

【功效与主治】补血益精,滋阴填髓。主治血虚精亏,面萎肢倦,眩晕心悸,月经不调,崩漏不止;肝肾阴亏,耳鸣耳聋,腰膝酸软等。

【临床应用】

(一)熟地黄临床功用

1. **熟地黄功用认识**　滋阴补血,治阴虚血少,腰膝痿弱,劳嗽骨蒸,遗精,崩漏。

2. **熟地黄功用体会**　《本草正义》:熟地黄之补阴补血,功效固不可诬,然亦惟病后元虚及真阴稍弱者,可以为服食补养之用。今人多以入之滋补膏方中,正是恰到好处,苟其人胃纳素薄及虚弱成瘵者,得此中满妨食,甚且作胀,其为害亦颇不浅。

(1)熟地黄补阴补血,功效固不可诬:熟地黄临床应用广泛,但只有了解其属性、功用特点,才能收到良好效果。地黄分鲜、生、熟三种,均能滋阴生津,治阴血津液亏虚诸症。鲜地黄,甘苦大寒,滋阴稍逊,而清热凉血、止渴除烦之力最佳,且滋腻性弱;干地黄甘寒质润,长于滋阴清热凉血,较鲜地黄为逊,滋腻性亦较弱,血热津伤,有热者宜用;熟地黄则味甘性微温,功专养血滋阴,填精益髓,凡一切精血阴液亏虚,偏寒者宜之,且滋腻性强,每与少量砂仁或陈皮同用,以保胃气,促进药力吸收。

熟地黄配不同药物会产生不同效果,皆应知晓。熟地黄配当归则补血,配白芍则养肝,配柏子仁则养心,配龙眼肉则养脾,配麻黄则不黏滞,并能通血脉,如阳和汤,治阴疽、寒性脓疡等。

熟地黄补血其性静,当归补血其性动,当归生新血而补血,熟地黄滋阴精养血,熟地黄乌须发之力不如何首乌,何首乌补肝肾,但补血之力不如熟地黄。熟地黄久服时,宜用砂仁拌,以免腻膈,阳虚阴盛之人忌用。痰多,苔腻,胸膈滞闷者,均不宜用。

(2) 熟地黄补精血要药:《本草纲目》:"按王硕易简方云:男子多阴虚,宜用熟地黄,女子多血热,宜用生地黄。又云:生地黄能生精血,天门冬引入所生之处,熟地黄能补精血,用麦门冬引入所补之处。"临证用熟地黄因其滋腻,常与小量麻黄相配。

(二) 熟地黄配伍应用

1. 熟地黄配细辛　熟地黄配细辛,发散风寒,祛风止痛。二药伍用,细辛之辛散可使熟地黄补而不腻,熟地黄之滋腻可制细辛辛散太过,一守一走,补散兼施,润燥并用。用量:熟地黄 12~15g;细辛 6~9g。

2. 熟地黄配桂枝　熟地黄味厚滋腻,补益精血,药性腻滞,有腻膈碍胃之弊,桂枝辛散,温通阳气,二药伍用,动静兼顾,有"阴得阳升而泉源不竭"之功。用量:熟地黄 12~15g;桂枝 9~12g。

【用法用量】内服,煎汤,常用量 10~20g。

【使用注意】脾胃虚弱,气滞痰多及腹满便溏者禁用。

十一、杜仲(《神农本草经》)

【性味归经】味辛,平。归肝、肾经。

【功效与主治】主腰脊痛,补中,益精气,坚筋骨,强志,除阴下痒湿,小便余沥,久服轻身耐老。

【临床应用】

(一) 杜仲临床功用

1. 杜仲功用认识　补肝肾,强筋骨,安胎,治腰脊酸痛,足膝痿弱,小便余沥,阴下湿痒,胎漏欲堕,高血压。

2. 杜仲功用体会　《药品化义》:杜仲,坚肾气,强壮筋骨,主治腰脊酸痛,脚膝行痛,阴下湿痒,小便余沥。东垣云,功效如神应,良不爽也,牛膝主下部血分,杜仲主下部气分,相须为用。

(1) 杜仲补肝肾、强筋骨要药:杜仲补肝肾,强筋骨。孕妇因肾虚而致胎动,胎漏欲堕,妊娠二三月,身体下部乏力,两尺脉弱,可用杜仲补肾安胎,配伍桑寄生、续断、白术、熟地黄应用;孕妇子宫出血,常用杜仲炭配合续断炭、白芍、阿胶治疗。

临证凡见骨折患者,不论男女老少,常杜仲与续断同用。前人经验认为杜仲能促进筋骨离开的部分相结合,续断能使骨折的断端接续起来,故名续断,临证可配合乳香、没药、三七等。近代研究证明杜仲有降血压作用,炒杜仲降压作用较大。

(2) **肝经气分药**:《本草纲目》:"杜仲,古方只知滋肾,惟王好古言是肝经气分药,润肝燥,补肝虚,发昔人所未发也。盖肝主筋,肾主骨,肾充则骨强,肝充则筋健,屈伸利用,皆属于筋。杜仲色紫而润,味甘微辛,其气温平,甘温能补,微辛能润,故能入肝而补肾。"临证见肝肾不足所致腰膝酸痛,下肢无力,常用杜仲加牛膝治疗。

(二) 杜仲配伍应用

1. **杜仲配牛膝**　杜仲、牛膝均有补肝肾,强筋骨之功。杜仲偏于下部气分,长于补益肾气,牛膝偏于下部血分,长于通血脉。二药伍用,兼顾气血,补肝肾、强筋骨之力倍增。用量:杜仲 12~15g;牛膝 12~15g。

2. **杜仲配续断**　杜仲、续断同入肝、肾二经,皆有补肝肾、强筋骨、安胎之功。杜仲甘温,有补而不走之特点;续断甘辛苦温,长于活血通络,补而善通是其特点。二药伍用,相须配对,补而不滞,增强疗效。用量:杜仲 12~15g;续断 12~15g。

【用法用量】内服,煎汤,常用量 10~15g。

【使用注意】阴虚火旺者慎用。

十二、沙苑子(《本草衍义》)

【性味归经】味甘,温。归肝、肾经。

【功效与主治】补益肝肾,固精,明目。主治肝肾不足,腰痛膝软,遗精早泄,小便频数,目昏眼花。

【临床应用】

(一) 沙苑子临床功用

1. **沙苑子功用认识**　补肝,益肾,明目,固精。治肝肾不足,腰膝酸痛,目昏,遗精早泄,小便频数,遗尿,尿血,白带。

2. **沙苑子功用体会**　《本草汇言》:沙苑蒺藜,补肾涩精之药也。其气清香,能养肝明目,润泽瞳仁,补肾固精,强阳有子。

沙苑子补肾固精、明目：沙苑子又称沙苑蒺藜,亦称潼蒺藜,主要功能为补肾固精。配续断、牛膝、杜仲,可用于肾虚腰痛;配山茱萸、五味子、龙骨、巴戟天,用于遗精阳痿;配桑螵蛸、覆盆子、益智仁,可用于老年人肾虚小便频数或失禁;配枸杞子、菊花、菟丝子、决明子,可用于头昏眼花。

刺蒺藜主要用于平肝,解郁,祛风明目,祛风止痒;潼蒺藜主要用于补肾益精。菟丝子、潼蒺藜皆能补肾益精,但菟丝子稍温而不燥,偏于生精强肾,可治久无子女;潼蒺藜温助肾阳,偏治遗精阳痿,兼能明目。

(二) 沙苑子配伍应用

1. 沙苑子配芡实　沙苑子补肾固精,芡实补脾益肾而固精。二药伍用,更增固肾涩精止带之功。用于遗精滑泄,尿频遗尿和肾虚带下。用量:沙苑子12~15g;芡实12~15g。

2. 沙苑子配刺蒺藜　沙苑子色紫无刺,性沉而降,偏走肾经,为补肾阴填精髓之品,以降为要;刺蒺藜色白有刺,性升而散,入走肝经,为疏散风热、疏理肝气之药,以升为主。二药伍用,一升一降,一入肾,一走肝,肝肾同治,升降调和,理气散郁,平补肝肾。用量:沙苑子12~15g;刺蒺藜12~15g。

3. 沙苑子配枸杞子　沙苑子补肾固精,明目,可与益肾补肝明目之枸杞子配伍,以增强疗效,用治眼目昏花。用量:沙苑子12~15g;枸杞子12~15g。

【用法用量】内服,煎汤,常用量9~15g。

【使用注意】相火偏旺之遗精,膀胱湿热之淋浊带下禁服。

十三、补骨脂(《雷公炮炙论》)

【性味归经】味辛、苦,温。归肝、脾经。

【功效与主治】补肾助阳,纳气平喘,温脾止泻,主治肾虚阳痿,遗精,尿频,腰膝酸软,肾虚咳喘,脾虚泄泻。

【临床应用】

(一) 补骨脂临床功用

1. 补骨脂功用认识　补肾助阳,治肾虚冷泻,遗尿,滑精,小便频数,阳痿,腰膝冷痛,虚寒喘咳,外用治白癜风。

2. 补骨脂功用体会　《本草经疏》:补骨脂,能暖水脏,阴中生阳,壮火益土之要药。

《本草思辨录》:按《开宝》补骨脂主治,以五劳七伤冠首而踵以风虚冷,是风虚冷由五劳七伤而致也。

(1) 久泻皆由肾命火衰,治以四神丸:补骨脂为壮火益土之要药,善于温补脾肾,固精止泻,尚可纳气平喘,固肾安胎。临证见腹泻日久不愈,或见五更泄泻,腹痛,神疲乏力,证属脾肾阳虚有寒,多采用四神丸加减治疗。四神丸由补骨脂、肉豆蔻、五味子、吴茱萸组成,常加诃子、炒白术、茯苓,疗效显著。汪昂说:"久泻皆由肾命火衰,不能专责脾胃,故治宜温肾暖脾,涩肠止泻。"方中补骨脂辛温之品,壮火益土之要药也,善补命门之火,又能温散寒邪,温肾暖脾,为主药;臣以吴茱萸温中散寒,肉豆蔻暖脾暖胃,涩肠止泻。上药相配,脾肾兼治,使命门火足则脾阳得健运,温阳涩肠之力相得益彰。故"补脾不如补肾",肾气虚弱则阳气衰劣,不能熏蒸脾胃。五味子酸敛固涩,合主药以敛精气,诃子涩肠止泻,白术、茯苓健脾利湿。全方共奏温肾暖脾、固涩止泻之效,使腹泻日久得愈。

(2) 补骨脂收敛神明:《本草纲目》言补骨脂收敛神明,能使心胞之火与命门之火相通,故元阳坚固,骨髓充实,涩以治脱也。临证治疗腰椎间盘突出症,应用补骨脂、骨碎补补肾、壮督,配合活血通络之品,疗效显著。

(二) 补骨脂配伍应用

1. 补骨脂配肉豆蔻　补骨脂补肾助阳,温脾止泻、温补肾阳为主;肉豆蔻温中行气,涩肠止泻,以温脾胃为主。二药伍用,共奏补肾壮阳、健脾止泻之功。用量:补骨脂 12~15g;肉豆蔻 9~12g。

2. 补骨脂配巴戟天　补骨脂壮火益土之要药,善补脾胃,固精止泻;巴戟天长于补肾壮筋骨,又有除寒湿之功。二药伍用,温肾壮阳,强筋健骨。用量:补骨脂 12~15g;巴戟天 9~12g。

【用法用量】内服,煎汤,常用量 10~15g。

【使用注意】阴虚内热,禁服。

十四、肾药补益

玄参主润肾,为和血抑火之品。龟甲主养肾,为助气补阴之品。枸杞主滋肾,为补血添精之品。菟丝主固肾,为益气补脾之品。牛膝主益肾,为活血强筋之品。杜仲主坚肾,为调气续骨之品。角胶主补肾,为壮精益血之品。骨脂主暖肾,为温经止泻之品。苁蓉主壮肾,为扶阳固精之品。(《药品化义》)

327